L'épidémie de sida occultée en Afrique centrale pendant la décennie 1980

L'évidence scientifique à l'épreuve de la politique

Sciences et Société

fondée par Alain Fuchs et Dominique Desjeux
et dirigée par Bruno Péquignot

Dernières parutions

Aurélie CHONÉ, Isabel IRIBARREN, Marie PELÉ, Catherine REPUSSARD, Cédric SUEUR, *Les études animales sont-elles bonnes à penser ? Repenser les sciences, reconfigurer les disciplines*, 2020.

Aurélie CHONÉ, Isabel IRIBARREN, Marie PELÉ, Catherine REPUSSARD, Cédric SUEUR, *Repenser la relation homme-animal*
Généalogie et perspectives, 2020.

Patrick TRAUBE, *Le monde à l'envers, Un autre regard sur le monde et sur nous-mêmes*, 2020.

Nicolas TANTI-HARDOUIN, *La reproduction sociale de la santé. Inégalités de santé : responsabilité individuelle ou destinée sociale ?*, 2019.

Jean-Luc MATHIEU, *Prévention : quels enjeux de Santé publique ! Analyse de politiques publiques*, 2018.

Jacques JAFFELIN, *Théorie de l'information générale ou la « quatrième vexation »*, 2018.

Claudine PÉREZ-DIAZ, *Sciences et action publique : un mariage fécond. L'exemple de l'alcool au volant*, 2017.

Philippe SALIGNAC, Les espaces du travail, *Prévention et santé au travail,* 2017

Gérard ALLAN, *Points de vue thermodynamiques sur notre quotidien, Société et thermodynamique*, 2016.

Xavier MOREAU, *Vieillissement et vulnérabilité, Comment rendre moins difficile le retour de la vulnérabilité*, 2016.

Jacques JAFFELIN, *Où va la civilisation ? Ethique pour un monde humain réconcilié avec ce dont il est issu*, 2015.

Anne CHATEAU et Odile PIQUEREZ, *Le syndrome d'Angelman. Parcours de vie des adultes*, 2015.

Anne CHATEAU, *Le syndrome d'Angelman. Regard sur une maladie neurogénétique rare*, 2013.

Laurence BRIOIS VILMONT, *L'imagerie médicale. La fabrique d'un nouveau malade imaginaire*, 2013.

Michel Caraël, Philippe Van de Perre, Etienne Karita
Avec la collaboration de Philippe Lepage

L'épidémie de sida occultée en Afrique centrale pendant la décennie 1980

L'évidence scientifique à l'épreuve de la politique

Préface de Françoise Barré-Sinoussi
Prix Nobel de Médecine 2008

L'Harmattan

Autres publications de Michel Caraël

Peter Piot, Michel Caraël,
L'épidémie de sida et la mondialisation des risques,
traduit en espagnol et néerlandais,
Éditions Labor, collection Trace (Hugues Lepaige), Loverval, 2005.

Peter Piot, en collaboration avec Michel Caraël,
Le sida dans le monde. Entre science et politique,
traduit en anglais, Éditions Odile Jacob, Paris, 2011.

Michel Caraël, Judith R Glynn (Eds),
HIV, resurgent infections and population change in Africa,
International studies in population, Springer, Dordrecht, 2007.

5-7, rue de l'Ecole-Polytechnique, 75005 Paris
http://www.editions-harmattan.fr
ISBN : 978-2-343-19678-7
EAN : 9782343196787

Préface

Fin 1982, je travaillais dans le laboratoire de Jean-Claude Chermann, rattaché à l'unité d'oncologie virale de Luc Montagnier à l'Institut Pasteur de Paris sur les relations entre une famille de virus, les rétrovirus, et le cancer chez l'animal. Deux membres d'un groupe de médecins hospitaliers, Willy Rozenbaum et Françoise Brun-Vézinet, nous ont contactés pour vérifier l'hypothèse qu'un rétrovirus humain pourrait être la cause du nouveau syndrome d'immunodéficience acquise (sida) identifié chez des homosexuels aux États-Unis puis chez quelques patients en France. C'est cette étroite collaboration entre cliniciens et virologues, basée sur des observations épidémiologiques et cliniques, qui fut à l'origine de la découverte de l'agent responsable du sida, appelé plus tard le VIH. Cette découverte, rapportée dès mai 1983 dans la revue Science fut suivie de la caractérisation de la biologie de ce virus, de son mode de réplication et de son matériel génétique. Le début d'une longue aventure scientifique, vécue par des chercheurs et des cliniciens venant de divers horizons, mobilisés pour répondre ensemble au plus vite à l'émergence de cette maladie nouvelle affectant les pays industrialisés. La toute première réponse fut la mise au point de tests de dépistage, suivie, quelques années plus tard, par le développement de traitements antirétroviraux.

Mais, à l'aube de ces années quatre-vingt, nous étions loin d'imaginer ce qui se passait sur le continent africain. En octobre 1985, l'OMS organisa un atelier d'experts à l'Institut Pasteur de Bangui, en République centrafricaine afin d'élaborer une définition clinique du sida utile aux cliniciens africains pour diagnostiquer cette maladie dans leurs pays. J'ai eu la chance de participer à cet atelier avec Françoise Brun-Vézinet, Max Essex, Jonathan Mann, Peter Piot et bien d'autres personnalités, dont plusieurs issues de neuf pays africains. C'est lors de cette mission, par l'intermédiaire d'échanges avec nos collègues africains, mais aussi de visites dans les principaux hôpitaux de Bangui que, comme d'autres, j'ai mesuré toute l'ampleur d'un désastre annoncé en Afrique centrale dans un contexte de grande pauvreté avec des structures sanitaires largement défaillantes.

Nous allions avoir à faire face à l'une des épidémies mondiales les plus meurtrières de l'histoire avec le douloureux pressentiment qu'il nous faudrait plusieurs décennies pour la contrôler ! Cette mission fut donc une autre découverte, un choc brutal, tant culturel qu'émotionnel vis-à-vis du contexte socio-économique et de la situation sanitaire des populations de ces pays pauvres.

Les auteurs ont vécu le même choc. Dans un récit sans concession, ils reviennent sur la découverte du sida en Afrique centrale dans les années quatre-vingt. Une histoire aujourd'hui oubliée qui se déroulait à un moment où l'attention de l'Occident était centrée sur les conséquences tragiques de l'épidémie qui le frappait à travers les homosexuels, les usagers de drogues, les hémophiles. Pourtant, dès 1983, de nombreux patients africains atteints du sida affluaient dans les hôpitaux de Paris et de Bruxelles. Les premiers virus (VIH-1 NDK) originaires d'Afrique étaient d'ailleurs isolés et caractérisés à l'Institut Pasteur à Paris, à partir d'un patient zaïrois et de ses partenaires sexuels, tous atteints du sida. La question de l'existence d'une « autre » épidémie de sida, dissimulée au centre de l'Afrique, au Rwanda, en République Démocratique du Congo, en Ouganda, etc. commençait sérieusement à se poser jusqu'à l'appel à l'aide internationale d'un médecin zaïrois, le Dr Bila Kapita, de l'hôpital Mama Yemo à Kinshasa lors de la deuxième conférence internationale sur le Sida à Paris en 1986.

La force de ce livre est de revenir sur ces années critiques, entre science et politique. La recherche fondamentale et translationnelle sur le VIH et le sida avançait très vite grâce à une combinaison de concepts rationnels, de technologies et de collaborations pluridisciplinaires. Et pourtant, il aura fallu cinq ans et demi après la découverte des premiers cas pour que le sida figure à l'agenda de l'OMS.

De 1983 à 1993, au Rwanda, les auteurs furent parmi les premiers scientifiques à contribuer, entre autres, à la description clinique du sida chez l'enfant en Afrique, à la connaissance de la transmission hétérosexuelle du VIH, à la découverte de la transmission par l'allaitement maternel et de la pathogenèse de l'infection, tout en participant activement aux premières campagnes de prévention du VIH. Ils décrivent le long chemin parcouru pour aboutir à la reconnaissance de l'épidémie en Afrique malgré de multiples obstacles : Le silence des institutions internationales comme l'Organisation mondiale de la Santé (OMS) et l'Unicef, le déni des autorités politiques, et l'incrédulité de nombreux scientifiques devant la réalité de la transmission sexuelle du virus de la femme à l'homme, et de la transmission par l'allaitement maternel.

Pour Jorge Luis Borges la mémoire est « une forme de l'imaginaire », une construction sociale qui oscille au fil du temps. Qui se souvient des débuts de l'épidémie du sida en Afrique centrale et à quoi bon s'en souvenir ? Cet ouvrage n'essaie pas de retracer une mémoire qui a été en partie effacée par les années et par le génocide des Tutsi au Rwanda. Il vise plutôt à décrire le contexte dans lequel a émergé cette nouvelle épidémie. Il analyse pas à pas les multiples obstacles, les retards et les hésitations qui ont jalonné cette décennie et en tire plusieurs enseignements à l'adresse des jeunes générations pour anticiper, comprendre et circonscrire les épidémies à venir.

Le choc de ma première expérience sur le continent africain, à Bangui en 1985, m'a permis de comprendre enfin la vision de Louis Pasteur d'une science sans frontières, d'un partage du savoir au bénéfice de l'humanité, vision qui l'avait conduit à créer des instituts dans des pays à ressources limitées. Ce n'était d'ailleurs pas un pur hasard si cet atelier OMS avait été organisé à l'Institut Pasteur de Bangui en 1985. Il était grand temps d'appliquer cette tradition pasteurienne, toujours d'actualité, à ce combat contre le VIH et le sida ! Alors, dès les années quatre-vingt, j'ai noué des liens très forts avec les Instituts Pasteur et les structures de santé en Afrique puis en Asie du Sud-Est afin de contribuer, avec bien d'autres collègues, au développement de recherches opérationnelles sur le terrain, au transfert du savoir et à l'accès aux soins. A ce titre, je me reconnais pleinement dans ce livre.

Malgré les immenses progrès accomplis depuis la découverte du virus en 1983, la lutte contre le sida est loin d'être terminée. Ce livre nous rappelle le rôle critique de la solidarité, du combat de la société civile et de la communauté scientifique et médicale en faveur du maintien du sida à l'agenda politique. En 2018, on estimait que 22 % des personnes vivant avec le VIH dans le monde n'avaient toujours pas accès à un traitement, 770.000 personnes étaient décédées du sida et 1.700.000 personnes étaient nouvellement infectées. Alors, plus que jamais, si nous voulons en finir avec les grandes épidémies et les maladies de la pauvreté, intensifions la mobilisation pour un monde plus juste !

Françoise Barré-Sinoussi

Prix Nobel 2008 de Physiologie ou Médecine

Avant-propos

« Quand on mange le fruit de l'arbre, on se soucie peu de la racine »

Victor Hugo, préface de Cromwell

Le 19 mars 1983 est publiée dans la revue *The Lancet* une courte lettre d'une colonne. Les auteurs sont Nathan Clumeck et ses collègues du département de maladies infectieuses de l'hôpital universitaire Saint-Pierre de Bruxelles. Cet article retient l'attention du cercle encore restreint des spécialistes du sida en Europe. Sous le titre *« Le sida chez des Noirs africains »*, il détaille les données cliniques et immunologiques de cinq patients hospitalisés à l'hôpital Saint-Pierre — trois hommes et deux femmes originaires du Zaïre et du Tchad. Les données des patients remplissent strictement les critères cliniques de définition du sida. Le ratio des lymphocytes OKT4 et OKT8 de chaque malade est très bas, signe d'un effondrement anormal du système immunitaire. Mais ces patients ne correspondent pas aux catégories à risque du sida définies jusqu'alors par le *Center for Disease Control and Prevention* (CDC[1]) d'Atlanta, en charge du contrôle et de la prévention des maladies aux États-Unis. Les groupes à risque du sida semblaient confinés aux « Homosexuels, Hémophiles, Héroïnomanes et Haïtiens ». Ces catégories étaient désignées en anglais par les « 4H ».

Pour la première fois, dans la courte histoire de cette épidémie mortelle, l'hypothèse d'un foyer infectieux géographique du sida, en Afrique de l'Ouest et du Centre, est évoquée. La question de la transmission hétérosexuelle de l'agent du sida est soulevée en toute fin de l'article, avec une formulation ambiguë, typique de la terminologie utilisée au début des années 80 : *« Ce rapport préliminaire suggère que des Noirs africains, immigrants ou non, sont peut-être un autre groupe prédisposé au sida »*. À l'époque, l'agent responsable du sida n'était pas connu. On

[1] Les Centres pour le contrôle et la prévention des maladies forment ensemble la principale agence fédérale des États-Unis. Le CDC fait référence au siège central basé à Atlanta

parlait de « groupe prédisposé » comme si le syndrome identifié ne se développait que chez certains individus, affectés d'une faiblesse immunologique pour une raison inconnue. La découverte d'un foyer africain avec des hommes et des femmes présentant les signes du sida fait pencher désormais en faveur de l'hypothèse d'un agent infectieux, et particulièrement d'un virus.

Le 26 mars 1983, une semaine après l'article de Nathan Clumeck et son équipe, une autre lettre est publiée, cette fois par le Groupe d'étude sur l'épidémiologie du sida en France, coordonné par Jean-Baptiste Brunet, un jeune épidémiologiste, entouré de cliniciens et de chercheurs qui deviendront les grands noms de la recherche sur le sida en France. Entre mars et décembre 1982, vingt-neuf cas de sida ont été déclarés au Groupe d'études français. Parmi eux, quatre patients non homosexuels, dont une femme, ont vécu en Afrique centrale ou en proviennent. Les auteurs émettent prudemment l'hypothèse que l'Afrique équatoriale « est une zone endémique pour le probable agent de cette maladie ». Au début de l'année 1984, Christine Katlama, Sophie Matheron et leurs collaborateurs décrivent à leur tour un petit nombre de patients africains atteints de sida, admis dans des hôpitaux parisiens. La transmission hétérosexuelle du sida n'est pas encore explicitement débattue. A la différence des Belges et des Américains, l'engagement du Groupe d'étude français en dehors de l'Europe sera modeste à cette époque, et souvent limité à des études sérologiques sur des prélèvements en Afrique.

La découverte de l'équipe de Nathan Clumeck est à l'origine d'une aventure scientifique et humaine peu connue. Dès 1983, Philippe Van de Perre, microbiologiste et Philippe Lepage, pédiatre, confirment la présence du sida chez des patients au Centre hospitalier de Kigali au Rwanda. Ils font partie d'une équipe de recherche belgo-rwandaise, dirigée par Nathan Clumeck et Jean-Paul Butzler de l'hôpital universitaire Saint-Pierre à Bruxelles. Ils seront rejoints un peu plus tard par Michel Caraël, sociologue et Etienne Karita, microbiologiste. Une autre équipe belgo-américaine et zaïroise, avec Peter Piot, de l'Institut de médecine tropicale d'Anvers, et, plus tard, Jonathan Mann, du CDC, entreprend une démarche scientifique similaire à l'hôpital Mama Yemo de Kinshasa, au Zaïre.

Ces deux groupes de recherche seront les premiers à dévoiler au monde l'existence d'une vague épidémique du sida au centre de l'Afrique. Ils remettent en cause la doxa qui voulait que l'épidémie se transmette principalement par les rapports homosexuels. En moins de dix ans, ils vont renouveler la compréhension de ce « syndrome », un ensemble de symptômes cliniques, associés à un agent encore inconnu. Ils vont démontrer une transmission hétérosexuelle de ce qui est probablement un virus et mettre en évidence la transmission du VIH par l'allaitement maternel. Ils redéfiniront son épidémiologie et les principaux comportements à risque, responsables de cette nouvelle infection.

À l'époque, le sida était encore largement perçu comme « *gay* ». La transmission d'un mystérieux agent infectieux semblait se faire uniquement par les rapports sexuels anaux, le sang et peut-être d'autres modes inconnus. Les malades du sida étaient décrits, pour la majorité des cas, chez des homosexuels à partenaires multiples, principalement aux États-Unis.

En 1983, une première réunion d'experts cliniciens des pays européens est organisée par l'OMS. On y retient l'hypothèse que l'agent infectieux du sida montre, probablement, une affinité pour les muqueuses du rectum, ce qui explique la prééminence du sida chez les homosexuels. La perception générale en Europe et aux États-Unis est que « le sida n'est pas une menace pour les hétérosexuels ».

Nos recherches à Kigali et celles des équipes de Peter Piot et Jonathan Mann à Kinshasa vont ébranler le socle de la perception du sida uniquement associé à l'homosexualité, pour révéler son caractère d'ubiquité et la transmission sexuelle de son agent infectieux de l'homme à la femme et de la femme à l'homme. L'essentiel de ces premières recherches sur le sida des hommes, des femmes, des enfants, s'est déroulé au Rwanda et au Zaïre.

Cette chronique qui couvre une décennie (1981-1991) décrit l'aube du sida au Rwanda et notamment les résistances, difficiles à comprendre aujourd'hui, à faire reconnaître une épidémie foudroyante en Afrique centrale, principalement transmise par la voie hétérosexuelle. Le monde scientifique, médical et politique a longtemps gardé les yeux fermés devant une vague épidémique sans précédent en Afrique. Comment raconter notre mémoire commune, comment parler de manière dépassionnée de ces dix années, face à la froide mémoire institutionnelle ou face à l'Histoire ?

À l'époque, nous étions, avec quelques autres, impliqués dans la lutte contre une épidémie naissante, emportés par une actualité brûlante et brutale, loin de la distance requise pour mener une étude historique. Aujourd'hui, nous avons choisi d'écrire un récit, parfois rédigé à la première personne, souvent sous la forme d'un « nous » collectif et par l'utilisation de plusieurs formes de narration, en respectant les appellations en usage durant cette période[2]. Pour rendre la lecture plus fluide, nous avons évité les références détaillées aux événements cités et aux déclarations de la centaine de personnes qui émaillent le récit. Leurs témoignages et paroles prêtées font souvent partie du domaine public, sous forme d'articles, de compte-rendu de presse ou d'extrait de discours. Outre nos sources personnelles, une bibliographie sommaire est citée en fin d'ouvrage.

Il nous a fallu plus de trente années pour raconter la première décennie du sida au Rwanda, car elle est restée pour nous comme une blessure. Une épidémie, progressant comme un feu de brousse, effacée de la mémoire collective par l'immense tragédie du génocide des Tutsi en 1994, qui fit plus de victimes au Rwanda en trois mois que le sida sur l'ensemble des années 1980. De nombreuses sources sur la santé publique au Rwanda ont été détruites. Bien des collègues rwandais qui sont brièvement évoqués ici auraient dû contribuer par leur témoignage à ce récit. Leur perspective nous manque cruellement. Ce n'est pas faute d'avoir cherché à les retrouver, mais beaucoup sont morts, emportés par le génocide ou par le sida. Certains ont émigré ou pris la fuite. D'autres, contactés, ont refusé de nous parler, de crainte que leur témoignage ne leur porte préjudice. Cela ne

[2] Nous avons conservé les expressions et les noms utilisés dans les années 1980, comme prostituées ou femmes « libres » pour travailleuses du sexe ; Zaïre, zaïrois pour Congo et congolais ; HTLVIII pour VIH jusque 1985 ; Tiers Monde pour pays à faible revenu. Nous avons aussi retenu les noms de villes du Rwanda en usage avant 1994. Certains prénoms et noms de famille indiqués par un astérisque * ont été modifiés.

donne que plus de valeur à ceux et celles qui ont accepté de partager leur expérience. Nous les en remercions vivement.

Durant ces quelques années, notre équipe de recherche belgo-rwandaise a publié plus de cent articles scientifiques dont plusieurs ont fait date dans l'histoire de l'épidémie du virus du sida. Nous revendiquons cette contribution sans vanité excessive, mais avec le souci de faire entendre la voix des acteurs et de rétablir une vérité malmenée par omission. Plusieurs institutions ont déjà réécrit la chronologie de leurs premières réactions à l'épidémie naissante du sida en Afrique, en taisant leurs hésitations, leurs retards et les défauts qui ont marqué durablement cette décennie. « Rendre la lumière, suppose d'ombre une morne moitié » observait Paul Valéry.

Parfois, la projection dans un passé encore obscur peut amener l'éclaircissement et la distance que confère le passage du temps. Certains débats qui enflammaient l'arène scientifique d'alors sont depuis longtemps oubliés. Certains faits d'hier éclairent des discussions très actuelles sur la fin du sida et sur les capacités mondiales de riposte face à de nouveaux fléaux.

L'objectif n'est pas ici de régler quelque compte avec le passé, mais de revenir sur la complexité des réactions des hommes et des institutions face à l'inattendu, y compris les nôtres. Nous partagions alors les mêmes espoirs dans la recherche scientifique, la même colère contre notre impuissance en l'absence de tout traitement du sida, mais aussi contre l'inaction et l'indifférence internationales. Les organisations mondiales en charge de la santé comme l'OMS et l'Unicef suivaient d'autres agendas prioritaires et les associations de la société civile, comme Oxfam, la Croix-Rouge internationale et Médecins sans Frontières, ne considéraient pas encore le sida comme faisant partie de leur mandat humanitaire. Les mouvements militants, à peine nés aux États-Unis et en Europe, étaient accaparés par leur propre lutte pour leur dignité et contre la discrimination. À dire vrai, le sort des personnes infectées par le VIH en Afrique n'intéressait pas grand monde.

Nous étions quelques dizaines de scientifiques africains, belges et américains à nous intéresser au sida en Afrique et à documenter la rapidité exceptionnelle de sa diffusion. L'ampleur d'une épidémie — perçue comme une série de foyers infectieux dans quelques capitales africaines — était largement méconnue et parfois niée dans son évidence à une période de croissance épidémique cruciale. À l'époque, toute l'attention était centrée sur l'épidémie aux États-Unis et en Europe.

Ces années où les regards et les esprits se posaient ailleurs ont permis à l'épidémie de VIH en Afrique de se répandre sans être détectée. Elle put ensuite former une chaîne d'infection de plusieurs millions de personnes et acquérir une dimension planétaire à la fin des années 1980. S'il n'est pas certain que ces cinq ou six années perdues auraient été mises à profit dans le contexte de l'époque, ce temps d'indifférence a clairement retardé l'information des populations africaines, renforcé le déni de ses dirigeants et nourri la stigmatisation des malades. En début d'épidémie, les modèles mathématiques ont montré que la plupart des personnes infectées par le VIH le sont depuis très peu de temps. Elles se trouvent à un stade particulièrement propice à la transmission du virus, entraînant des taux de transmission dix fois plus élevés que dans le cadre d'une épidémie installée.

Un syndrome « gay » ? 1981-1983

Il nous faut revenir deux années en arrière, avant que ne soient décrits les premiers cas de patients africains. C'est en juin 1981 que le bulletin hebdomadaire du CDC publie les premiers cas de pneumonie provoquée par le micro-organisme *Pneumocystis carinii*, chez cinq homosexuels de Los Angeles. Ce syndrome mystérieux attire l'attention de quelques spécialistes des maladies infectieuses, intrigués par une demande de médicaments à usage très réglementé, destinés à traiter cette infection respiratoire peu commune. C'est le rôle du CDC, l'agence gouvernementale des États-Unis en charge du contrôle et de la prévention des maladies, de répondre à tout déclenchement d'épisodes épidémiques sur le territoire américain. Son mandat est de suivre la morbidité et la mortalité des cas de maladies infectieuses : recenser le nombre de cas déclarés et décrire les caractéristiques épidémiologiques des patients, comme l'âge, le sexe, le lieu de résidence, la nationalité et leurs facteurs de risque. Par exemple, le CDC travaillait depuis 1978 sur une épidémie d'hépatites B et de plusieurs infections sexuellement transmissibles (IST) parmi les homosexuels aux États-Unis.

Le Syndrome d'immunodéficience acquise, mortel en quelques mois voire quelques années, fut d'abord observé chez de jeunes hommes homosexuels, préalablement en bonne santé. Il fut reconnu dès 1981 comme une nouvelle épidémie, car le nombre de cas déclarés croissait de façon extrêmement rapide. Les premiers commentaires sur le sida évoquent immédiatement l'hypothèse d'un « style de vie homosexuel » prédisposant à un effondrement immunitaire. Un visage est donné à l'épidémie. Pendant plus d'une année, le CDC définit la nouvelle maladie comme le GRID, *Gay-related Immune Deficiency*, une maladie immunitaire associée au comportement homosexuel. Une année plus tard, trois cas de sida sont signalés chez des hémophiles contaminés par des produits sanguins concentrés et plusieurs cas chez des usagers de drogue par voie intraveineuse qui ont partagé du matériel d'injection (aiguilles ou seringues contaminées).

Fin 1982, outre les Homosexuels, les Hémophiles et les Héroïnomanes, apparaît dans la liste du CDC un groupe « Haïtien ». Des cas de sida avaient été identifiés aux États-Unis chez des immigrés d'origine haïtienne. Leur mode de contamination est alors déclaré inexpliqué et mystérieux et ils deviennent très vite le quatrième H. Cette catégorisation, reposant sur une nationalité, est une anomalie en épidémiologie. Dans les *Annals of Internal Medicine*, un journal médical respecté, on pouvait lire : « Il semble raisonnable de considérer que les pratiques vaudoues sont une des causes du syndrome ». La classification rapide du CDC aura des conséquences fâcheuses sur la façon dont l'épidémie sera perçue par les opinions publiques pendant toute la décennie 80 et au-delà.

Dès 1983, aux États-Unis, l'épidémie fait l'objet de nombreux articles à la une des magazines de grand tirage. « *Sex and drugs* », sexe et drogues, revient fréquemment dans les titres. Le sida était présenté comme une « maladie gay », touchant les homosexuels, même si, déjà, plusieurs cas n'étaient pas identifiables comme tels. Les personnes qui ne déclaraient pas ce facteur de risque étaient soupçonnées de mensonge. De nombreux gays malades du sida étaient exposés à un éclairage que beaucoup d'entre eux redoutaient. La découverte de la maladie forçait les personnes atteintes à révéler à l'entourage une partie de soi que beaucoup avaient tenue secrète. Cette double peine était évoquée avec une ironie teintée de tristesse par les gays de San Francisco, particulièrement touchés par le syndrome mortel : « Quelle est la chose la plus difficile quand on tombe malade du sida ? — Convaincre votre mère que vous êtes Haïtien. »

Le sida a mis longtemps à être perçu comme un problème de santé publique, causé par un agent transmissible qui pourrait toucher d'autres personnes que celles appartenant aux « 4 h ». Aux États-Unis, les femmes et les enfants infectés restaient peu visibles alors que leur nombre augmentait progressivement. En septembre 1982, le CDC publie le premier article avec le nouveau nom « sida », le syndrome de l'immunodéficience acquise. Sur les cinq cent quatre-vingt-treize cas déclarés, seuls trente-quatre étaient des femmes hétérosexuelles. Vingt d'entre elles déclaraient des antécédents d'usage de drogues injectables.

Il restait quatorze femmes hétérosexuelles qui n'entraient pas dans ce que le CDC classait comme groupes « à risque ». Elles auraient dû figurer dans une catégorie avec la mention « transmission hétérosexuelle ». En décembre de la même année, ce sont cinquante-sept femmes notifiées qui se retrouvent dans une catégorie « autre », sans facteur de risque connu. C'est seulement en 1987 qu'un premier article sera consacré à l'analyse des mille huit cent dix-neuf cas féminins déclarés au CDC depuis le début de l'épidémie.

Dès 1983, en Haïti, à Port-au-Prince, Jean-William Pape, un interniste, spécialiste des maladies infectieuses crée le groupe haïtien d'étude du sarcome de Kaposi et des infections opportunistes : un modèle intégré de prévention et de soins contre le sida. Avec son équipe, il collecte les données cliniques de soixante et un patients, dont quarante-six avec des infections opportunistes ; celles qui sont dues à des germes habituellement peu agressifs, mais qui peuvent provoquer de graves complications chez les personnes avec un système immunitaire très affaibli.

L'étude de Pape montre que les facteurs de risque à Haïti sont les mêmes que ceux décrits aux États-Unis. Ceci permet d'enrayer l'énorme stigmatisation déjà attachée au simple fait d'être Haïtien ou d'origine haïtienne. C'est le cas des Haïtiens vivant aux États-Unis. Concentrés sur leur effort pour déconstruire la catégorie « Haïtiens » de la liste du CDC, Pape et ses collègues ne mettent pas en avant l'originalité des données recueillies qui, pourtant, révèlent déjà la transmission hétérosexuelle de l'agent infectieux inconnu. Il faudra attendre 1987, dans une étude conduite à Miami et à New York chez deux cent quatre-vingt-dix-sept Haïtiens avec cinquante-cinq patients atteints du sida dont dix femmes, et deux cent quarante-deux personnes dans le groupe contrôle, pour que soit documentée la transmission hétérosexuelle du VIH et pour que, finalement, on arrête de confondre le fait d'être un Haïtien hétérosexuel avec une « prédisposition obscure au sida ». Cela n'empêchera pas la discrimination continue des Haïtiens vivant aux États-Unis. En janvier 2018, le président Donald Trump a placé Haïti sur la liste noire des pays dont les ressortissants sont désormais interdits d'immigration aux États-Unis, affirmant : « Les Haïtiens ont tous le sida ». Jean William Pape lui a répondu, en citant les données les plus récentes : « Avec deux pour cent de séropositifs, nos taux sont inférieurs à ceux des adultes vivant à Washington. »

Le soupçon d'un agent infectieux 1980-1983

Un cas de sida pédiatrique ?

Philippe Van de Perre

En 1980, médecin fraîchement diplômé de l'Université libre de Bruxelles, formé en médecine tropicale à l'Institut de Médecine Tropicale d'Anvers et reconnu objecteur de conscience, je pars pour la Jamaïque comme volontaire pour l'organisation non gouvernementale belge Medicus Mundi. Je prends fonction à l'hôpital de Saint Ann's Bay comme responsable d'une salle d'hospitalisation en médecine adulte (principalement des maladies infectieuses, dont beaucoup de leptospiroses) et d'une demi-salle de pédiatrie. À mon arrivée, un prédicateur, installé sur la terrasse ombragée, harangue une foule de quelques dizaines de fidèles. Soudain, il me montre du doigt. Toutes les têtes se tournent vers moi. Il hurle en anglais : « Il faut lutter contre la fornication ! » L'oracle de Delphes n'aurait pu faire mieux. En attendant, je passerai un an et demi à l'hôpital de Saint Ann's Bay, une période inoubliable, faite de rencontres étonnantes et d'apprentissage, sur le tas, de la clinique.

Dès mon retour, je reprends un service civil à l'hôpital universitaire Saint-Pierre de Bruxelles : les mois travaillés en Jamaïque n'existaient pas aux yeux de l'administration belge, en raison de l'absence d'un contrat de travail en bonne et due forme. Je contacte le Professeur Butzler. Après quelques minutes d'entretien, il me propose diverses thématiques de recherche dans son laboratoire.

Jean-Paul Butzler avait révélé, par ses travaux et par l'application d'une méthode par filtration, l'entérite à Campylobacter au début des années 1970. Les Campylobacter représentent la première cause de gastroentérites aiguës fébriles dans le monde et sont parfois responsables d'infections profondes chez les sujets immuno-compromis. Jean-Paul Butzler était le directeur de l'unité des maladies infectieuses à la Vrije Universiteit Brussel et du Département de Microbiologie Clinique de l'Hôpital universitaire Saint-Pierre. Je découvre un esprit vif à l'enthousiasme débordant, avec un grand sens de l'humour. Jean-Paul Butzler construit des réseaux et aime faire collaborer les personnes qu'il apprécie. Il me recommanda à Nathan Clumeck, alors à la tête du service des maladies infectieuses de l'hôpital universitaire Saint-Pierre. C'était un esprit ouvert, curieux, passionné par l'expression clinique des maladies infectieuses. Il collaborait avec le laboratoire de bactériologie sur des études physiopathologiques de bactéries telles que les Campylobacter. Très rapidement, j'ai commencé à travailler avec lui, quand sont survenues les premières observations de patients africains porteurs d'affections opportunistes de cause inconnue : les balbutiements du sida en Belgique.

Lors d'une de mes visites dans les salles d'hospitalisation de maladies infectieuses, je découvre le dossier de Muna, une enfant de quelques mois, d'origine zaïroise, décédée à la suite d'un amaigrissement considérable et d'une pneumonie due au cytomégalovirus. Sa mère ne paraît pas non plus en bonne santé. Je la rencontre et lui propose une numération des lymphocytes T4 et T8 dans le sang : ces cellules sont un des marqueurs de la capacité des défenses immunitaires à faire face à une infection. Stupeur : elle n'en montre quasi plus ! L'idée me vient que Muna a peut-être été infectée par l'agent transmissible encore inconnu du sida, acquis de sa propre mère. À cette époque, les travaux de James Oleske, un pédiatre américain de Newark qui a décrit les premiers cas de sida chez l'enfant, ne sont pas encore publiés. J'en discute avec les pédiatres de l'hôpital Saint-Pierre. Avant d'évoquer une immunodéficience acquise, il nous faudra exclure une immunodéficience primaire comme une déficience en adénosine désaminase, la cause la plus fréquente d'immunodéficience primaire à cet âge. Le résultat négatif de cette analyse renforce l'hypothèse d'un cas de sida pédiatrique.*

En quelques jours, je rédige un article décrivant le cas de Muna, avec l'hypothèse que le virus présomptif du sida puisse être transmis de la mère à l'enfant. Il reste à obtenir l'accord du chef de service de pédiatrie, le redoutable Professeur Henry Vis. Je vais donc le solliciter, un peu intimidé. Il me répond : « Mais qu'est-ce que vous croyez, Monsieur ? Que vous allez réécrire l'histoire de la pédiatrie avec un cas ! Des enfants comme celui-là, j'en ai vu des milliers en Afrique, bien avant qu'on ne parle du sida. Ces immunodéficiences sont les conséquences de la malnutrition et de rien d'autre ! »

Il me promet néanmoins de se pencher sur le manuscrit et ironise : « Est-ce que vous prenez le temps de lire tous les articles que vous écrivez, Monsieur ? »

Malgré plusieurs rappels, il ne me donnera jamais l'autorisation de soumettre ce manuscrit à une revue scientifique.

Cette attitude condescendante des chefs de service dans le monde médical est assez typique de la période à l'égard d'une pathologie sans grande incidence sanitaire, hormis des populations jugées marginales. Une grande partie du monde scientifique était assez imperméable à l'inattendu, avec le réflexe initial de l'expliquer par d'anciennes théories qui lui étaient familières. Ce conformisme fut une occasion manquée d'identifier et de décrire le premier cas de sida chez l'enfant. Et ce retard ne sera pas le dernier dans l'appréhension de toutes les dimensions de la nouvelle épidémie.

Nathan Clumeck venait de confirmer les premiers cas de sida chez des Africains dans son service à l'hôpital Saint-Pierre de Bruxelles. Il souhaitait colliger l'ensemble des observations des cas africains de sida dans plusieurs hôpitaux belges, de manière à accroître le nombre de patients sous étude. Il propose à Philippe Van de Perre de contacter les services de maladies infectieuses adultes des autres hôpitaux universitaires belges et de collecter les informations (facteurs cliniques et biologiques, comportementaux, facteurs de risque) pour les synthétiser dans un article. Il sera publié en février 1984 dans la revue médicale américaine *The New England Journal of Medicine*. Il décrit le sida chez dix-huit patients africains, sans facteurs de risque connus pour le sida, hospitalisés entre mai 1979 et avril 1983. Tous les patients testés présentaient une diminution marquée des lymphocytes T4 et une inversion du rapport normal des cellules T4 aux cellules T8. Il n'y avait aucune preuve d'une maladie immunosuppressive sous-jacente et aucun antécédent de transfusion de produit sanguin, d'homosexualité ou d'usage de drogue injectable. Aucun des facteurs de risque identifiés par le CDC. Les patients se déclaraient hétérosexuels. La conclusion de l'article était prudente : « Nous ne savons pas comment l'agent infectieux du sida s'est transmis chez ces adultes. Nous pensons que le sida est une nouvelle maladie qui se répand en Afrique centrale. »

Quelque temps plus tard, Nathan Clumeck est contacté par une entreprise suisse qui dispose d'une molécule expérimentale qui pourrait s'avérer active contre le sida : la thymopentine (TP5). Cette molécule mime l'effet des hormones thymiques et stimule la différenciation des lymphocytes dans le thymus. Pendant des semaines, Philippe Van de Perre est chargé d'accueillir les patients atteints du *AIDS Related Complex,* appelé pré-sida, pour les examiner et procéder à l'injection, à l'aide d'une mini-perfusion, de TP5. Comme la technique d'infusion est lente, cela lui laisse le temps de discuter avec eux, d'en apprendre un peu plus sur les circonstances de leur infection et leur perception de cette maladie mystérieuse.

Un nouveau type de patient

Philippe Van de Perre

Parmi mes premiers patients, un ingénieur belge d'une quarantaine d'années, qui a longtemps travaillé au Zaïre, fait montre d'une curiosité insatiable. En peu de temps, il lit tout ce qui s'écrit sur le sida, y compris les hypothèses les plus farfelues. Il acquiert des connaissances en immunologie et en virologie qui m'impressionnent et me dépassent. Je suis renvoyé à mes études de médecine, à la lecture du médecin philosophe français Georges Canguilhem sur les définitions des signes et des symptômes, du normal et du pathologique. Qu'est-ce qu'un syndrome d'immunodéficience ? C'est ma première confrontation à une nouvelle forme de relation soignant-soigné, faite de défis réciproques et de partages d'expériences. Elle devient rapidement une caractéristique essentielle de cette infection. Le patient est le dépositaire de sa maladie telle qu'il la vit, il veut la comprendre et la combattre avec l'aide de l'équipe médicale. L'administration du TP5 sera suivie chez la majorité des bénéficiaires d'une augmentation, malheureusement transitoire, des lymphocytes T4 et d'un discret bénéfice clinique. On sait aujourd'hui qu'il favorisait la différentiation d'un pool de lymphocytes vite épuisé.

Un soir de 1983, je suis invité à participer à une émission d'information sur le sida dans une station de radio libre, « Radio Rose », qui s'adresse principalement à la communauté homosexuelle bruxelloise, à l'époque extrêmement discrète, car elle craint l'opprobre public. Pendant une heure environ, je parle des diverses hypothèses sur la cause du sida et ses modes de transmission. J'évoque aussi les espoirs thérapeutiques, bien que la cause rétrovirale reste encore à confirmer. L'animateur radio invite les auditeurs intéressés à le rejoindre dans le studio et nous terminons la soirée à une dizaine de personnes à discuter du sida, mais aussi de leur vie quotidienne, dans une ambiance détendue. Un jeune homme m'impressionne particulièrement. Il nous explique avoir été infecté lors de son premier rapport homosexuel, au sortir de l'adolescence. Mais il garde le moral et espère que sa maladie ne progressera pas. Il sera peut-être le chanceux « porteur sain » dont parlent les médecins. Nous resterons en contact jusqu'à ce qu'il décède du sida, après avoir connu bien des souffrances physiques, aggravées par le rejet de sa famille.

Quelques mois plus tard, Nathan Clumeck me demande de le remplacer à une séance de conférence/débat public sur le sida avec des collègues de l'Université Catholique de Louvain. Je me retrouve ainsi à évoquer nos travaux et les hypothèses en cours sur cette maladie. Je parle aussi de prévention : je suis persuadé que la transmission sexuelle prédomine. Après les interventions scientifiques viennent les questions du public. L'une d'elles provient d'une grande bourgeoise à col en renard : « Pensez-vous que le virus du sida puisse se transmettre sur la lunette des toilettes ? » Je laisse au Professeur de virologie le soin de répondre à cette question cruciale : « Tout dépend de ce que vous y faites, Madame ». Je vois encore les joues écarlates de la dame.

La dimension internationale

En octobre 1983 a lieu à Aarhus, au Danemark, une première réunion européenne sur le sida, organisée par le bureau régional de l'OMS. C'est une première, car l'Europe ne disposait pas encore d'un département en charge des maladies infectieuses pour surveiller les épidémies : ce sera seulement en 2005 que sera créé, sur le modèle américain, le CDC européen. Nathan Clumeck, accompagné de Philippe Van de Perre, participe à cette réunion. Sont présents les principaux chercheurs qui travaillent sur le sida en Europe. Deux mille deux cent quarante-six cas sont recensés dans dix pays européens, dont quatre-vingt-quatorze en France, quarante-deux en Allemagne de l'Ouest et trente-huit en Belgique. L'URSS a envoyé un observateur qui déclare avec satisfaction l'absence de cas de sida dans les pays socialistes, car « il n'y a pas d'homosexualité ni d'usage de drogues par injection », une fiction qui perdurera jusqu'à la chute de l'URSS.

La situation de la Belgique est particulière puisque 77 % des cas de sida déclarés sont originaires d'Afrique. Les Européens adoptent, à cette réunion, la définition clinique du sida élaborée par le CDC. Il est souligné que la distribution des cas correspond à celle observée « en présence d'un agent infectieux qui est probablement, dans le cas du sida, un virus. » La cause reste inconnue. Le mode de transmission le plus souvent observé en Europe reste le contact sexuel, principalement entre hommes. Le rapport de l'OMS note que l'agent de transmission persiste dans le sang et dans d'autres liquides biologiques. Le document constate : « Aux Antilles et en Afrique équatoriale, la proportion de femmes atteintes est beaucoup plus élevée qu'aux États-Unis et en Europe occidentale ; on constate que le mode de transmission n'est pas le même ».

L'épidémie en Afrique n'est pas discutée, malgré une présentation de Thomas Quinn de l'Institut national pour les allergies et les maladies infectieuses des États-Unis sur les cas de sida observés à l'hôpital Mama Yemo de Kinshasa d'où il revient. L'OMS montre un intérêt poli, mais se limite à mettre en place une surveillance clinique du sida en Europe.

La piste rwandaise 1983 - 1984

À la suite des publications sur les cas de sida provenant d'Afrique centrale soignés en Belgique, une certaine nervosité se manifeste au parlement belge. Les parlementaires sont inquiets à l'idée d'une possible contamination de la population belge par un agent infectieux inconnu. L'Administration générale de la coopération au développement (AGCD) convoque les équipes médicales belges investies dans les soins aux patients africains atteints de sida. Il est question d'envoyer rapidement des missions d'exploration au Zaïre, au Rwanda et au Burundi pour établir les faits concernant une éventuelle épidémie de sida, comme il avait été fait en 1976 pour l'épidémie d'Ebola. Peter Piot de l'Institut de médecine tropicale d'Anvers, déjà auréolé de la codécouverte de l'agent responsable de l'épidémie d'Ebola, est désigné chercheur responsable d'un Projet Sida au Zaïre et au Burundi. Pour le Rwanda, Nathan Clumeck et Jean-Paul Butzler de l'hôpital universitaire Saint-Pierre de Bruxelles établiront un Projet Sida, avec comme chercheur principal Philippe Van de Perre.

Peter Piot et Jean-Paul Butzler négocient auprès de l'AGCD des fonds d'urgence — d'un montant très modeste — pour commencer les investigations sur l'épidémie du sida à Kinshasa et à Kigali. Les deux missions sont préparées avec les ministères de la Santé du Rwanda et du Zaïre, puis du Burundi. Nathan Clumeck se rend à Kigali où il rencontre le président Juvénal Habyarimana et le ministre de la Santé pour élaborer un projet de recherche sur le sida. L'accueil est d'autant plus favorable que plusieurs notables rwandais sont soignés à l'hôpital Saint-Pierre à Bruxelles.

Des symptômes inconnus chez les enfants rwandais

Philippe Lepage

J'ai été reconnu pédiatre en 1979 à l'Université Libre de Bruxelles et j'ai ensuite exercé trois ans au service de pédiatrie de l'Hôpital d'Ixelles, à Bruxelles. J'ai rejoint le Rwanda comme coopérant avec ma femme, Colette, et mes deux enfants. En 1983, le Centre Hospitalier de Kigali (CHK) financé en partie par la coopération technique belge était le seul hôpital de la ville avec quatre cent cinquante lits, mais il desservait aussi les communes rurales environnantes d'où proviennent 40 % de ses patients. J'étais à la tête d'un service de pédiatrie qui comportait une dizaine de collègues. Nous recevions en consultation extérieure environ cinquante mille enfants par an, principalement des cas de malnutrition sévère, de diarrhée, de rougeole dramatique avant la mise à disposition d'un vaccin efficace, d'infections respiratoires et de malaria sévère. Environ trois mille enfants étaient hospitalisés chaque année dans les quatre-vingts lits pédiatriques.

C'est dans ce contexte que depuis plusieurs mois, j'observais un nombre croissant de nourrissons et d'enfants âgés de moins de trois ans, hospitalisés avec des symptômes particuliers : perte de poids ou retard de croissance, lymphadénopathie, diarrhée chronique, parotidite, infections respiratoires lancinantes. Non seulement ils ne répondaient pas aux traitements habituels, mais ils mouraient rapidement. Les signes cliniques restaient confus et entraînaient beaucoup de discussions entre pédiatres. Ce qui retenait mon attention était la situation familiale de ces jeunes enfants. Souvent leur mère présentait elle aussi des symptômes extrêmement graves et inhabituels ; parfois, les deux parents étaient décédés. Nous pensions fatalement à un nouvel agent infectieux d'origine inconnue.

Nous suivions la littérature scientifique avec un certain retard, lié au fonctionnement de la poste. Le CDC avait publié en 1982 la description de quatre cas d'enfants de moins de deux ans aux États-Unis, présentant une immunodéficience de cause inconnue et des maladies opportunistes. Douze autres cas d'enfants avec immunodéficience étaient en observation selon l'article. La possibilité d'un sida pédiatrique avec une transmission de la mère à l'enfant était clairement évoquée dans le bulletin du CDC. Le tableau clinique de ces cas correspondait à celui que nous avions sous les yeux. Mais nous observions au CHK davantage d'enfants peut-être atteints de sida que l'ensemble des cas décrits aux États-Unis !

Dans un autre département du Centre Hospitalier de Kigali, Dominique Rouvroy, le chef du service de médecine interne, observait de plus en plus d'adultes amaigris, parfois cachectiques, avec des infections opportunistes sévères ou des cancers, rares jusque-là. Depuis 1979, Dominique pratiquait chaque année dans son service à peu près trois cents examens endoscopiques de l'œsophage, toujours avec la même technique. À partir de 1982, il a détecté de plus en plus de candidoses, une maladie opportuniste typique d'un effondrement des défenses immunitaires. La plupart de ces patients souffraient aussi de cryptococcose (une infection méningée due à une levure) et de formes graves de tuberculose.

Par l'intermédiaire de Philippe Lepage qui coordonne l'enquête à Kigali, Philippe Van de Perre envoie aux cliniciens — services de médecine interne, gynécologie, pédiatrie — une fiche clinique de diagnostic présomptif du sida pour les adultes et pour les enfants. Les cliniciens identifient sur une période de quatre semaines, parmi les nouveaux patients hospitalisés, ceux qui pourraient correspondre à la définition clinique du sida. La réponse de Kigali a été rapide et impressionnante. En une semaine, une trentaine de patients qui présentaient un tableau clinique compatible avec les symptômes du sida sont répertoriés.

La mission de Philippe Van de Perre au Rwanda s'organise dans l'urgence. Il lui faut revoir et réexaminer ces patients présélectionnés et leur proposer une prise de sang pour confirmation du sida par le phénotypage des lymphocytes T (CD3, CD4 et CD8, appelés à l'époque OKT3, OKT4 et OKT8) par immunofluorescence indirecte. On ne disposait pas encore des tests sérologiques Elisa pour confirmer l'infection.

Une première mission au Centre hospitalier de Kigali

Philippe Van de Perre

Début 1983, j'attends, à l'aéroport de Bruxelles, un vol pour Kigali, avec pour bagage une boîte en bois contenant un microscope à fluorescence, une glacière avec les anticorps monoclonaux OKT3, OKT4 et OKT8 et les diverses préparations nécessaires pour pratiquer des tests cutanés d'anergie permettant d'évaluer le niveau d'immunité. Je croise le professeur Jozef Vandepitte, un expert en bactériologie clinique de l'université de Leuven, que j'avais contacté lors du recensement des cas africains de sida en Belgique. À l'époque, il se rendait assez souvent au Rwanda où il travaillait sur des maladies bactériennes. Il me demande ce qui me conduit au Rwanda et je lui parle de mes recherches sur le sida. Il s'exclame : « Mais enfin, cher collègue, vous faites vraiment fausse route ! Il n'y a pas d'homosexuels en Afrique ! »

Je suis accueilli à Kigali par Philippe et Colette Lepage qui m'hébergent chez eux. Une amitié naît instantanément. Je fais la connaissance de Jules Hanotier, spécialiste de la lutte contre la trypanosomiase, la maladie du sommeil : un vrai « broussard », qui deviendra aussi mon vieil ami de toujours.

Dès mon arrivée je m'entretiens avec le Directeur du CHK, Joseph Kayihigi, déjà alerté par les cliniciens, qui s'avère très favorable à cette enquête. Je prends soin de rencontrer chaque médecin individuellement pour expliquer en quoi consiste mon travail scientifique. En général, les entretiens étaient plutôt amicaux et la collaboration avec les différents services de l'hôpital semblait prometteuse.

Le service de gynécologie était l'un des plus importants de l'hôpital. Je me souviens de mes premières discussions avec le docteur Questiaux qui semblait déjà sensibilisé aux risques infectieux et à la nouvelle maladie découverte aux États-Unis. Puis, je rencontre le chef de service de gynécologie, Albert De Korte, un Belge qui fait partie des médecins de la coopération médicale en place depuis des lustres à Kigali. La plupart des épouses des dignitaires du régime accouchent dans son service réputé.*

Ce gynécologue est un notable issu du milieu catholique conservateur flamand qui n'ignore rien des arcanes du pouvoir. Il a ses entrées à la présidence, aussi bien qu'au ministère de la Santé ou à la coopération belge. Il se montre immédiatement très réservé sur les recherches auxquelles je souhaite l'associer : « S'il y avait une épidémie mortelle au Rwanda, je le saurais ! Cela fait quinze ans que je pratique des centaines d'accouchements dans ce service. Les femmes enceintes meurent ici, oui :

d'infections et d'hémorragie ! Beaucoup, envoyées par les maternités de la périphérie, arrivent trop tard. »

Je lui réponds : « On a des raisons de penser que ce nouveau virus se transmet de l'homme à la femme et de la femme à l'homme. Tôt ou tard, vous serez confrontés à une épidémie dont vous n'avez pas idée.

— On n'a pas besoin de nouvelles recherches. Envoyez-nous plutôt de Bruxelles des ambulances, des médicaments. Vous autres, scientifiques, vous cherchez les maladies rares, les symptômes curieux, les cas inexpliqués, pour publier une lettre "à propos d'un cas" dans le Lancet. Vous êtes prêts à dépenser des fortunes pour cela. Ici, dans mon service, nous accouchons des milliers de femmes chaque année. La mortalité maternelle au Rwanda est l'une des plus élevées au monde. On ne comprend rien de tout cela à Bruxelles. Je ne dispose pas de suffisamment d'infirmières, pas assez de lits. Je sauve des vies tous les jours pendant que vous passez votre temps à lire des articles scientifiques. »

C'est là une attitude que je vais rencontrer fréquemment dans le corps médical rwandais ou belge. La posture est la défense de la pratique clinique contre les scientifiques et les chercheurs. Le médecin armé de son seul stéthoscope et de son art de guérir contre la santé publique abstraite et les statistiques. Cet homme de terrain « qui connaît l'Afrique » est marié à une Rwandaise et le fait savoir aux rêveurs et aux consultants temporaires : il est légitime et nous ne le sommes pas.

Albert De Korte s'énervait en me parlant, il ne comprenait pas le but de mes recherches. Je lui apparaissais comme un jeune chercheur désireux avant tout de publier dans un journal prestigieux, ignorant les problèmes urgents de la santé au Rwanda, débarquant dans son service, à peine sorti de l'avion. Il s'irrite de ma certitude de l'imminence d'une nouvelle épidémie. Pourquoi la coopération belge avait-elle autorisé cette mission ? Pourquoi ne lui avait-on pas demandé son avis ? Il me dit qu'il aurait pu se charger lui-même des recherches sur ce nouveau syndrome. Un mélange d'ambition et de frustration devant le sous-équipement de son service, vu l'affluence grandissante des patientes et le peu de moyens dont il disposait.

Je me retrouvai dehors, dans la foule bruyante des familles qui se pressaient à l'entrée de l'hôpital, là où on enregistre les malades. En m'ouvrant lentement un chemin parmi ces corps tendus vers le minuscule guichet auquel tous veulent accéder, je me pris à douter : et si Albert De Korte avait raison ? Après tout, seule une trentaine de cas de sida avait été préalablement identifiée. Dans les allées de l'hôpital, sur la maigre pelouse, les familles des malades s'affairaient à préparer, sur un feu de bois, le repas d'un proche alité. Les draps, couvertures, vieux pantalons, bouts de tissus des patients séchaient au soleil, ils frémissaient au vent comme heureux d'être débarrassés de ces corps fiévreux, plus vivants sans doute que les corps mal nourris qu'ils enveloppaient comme des suaires. Cet épisode accablant pour moi ne serait pas le dernier.

Le laboratoire est installé au Centre Hospitalier de Kigali dans une minuscule pièce de douze mètres carrés, attenante au bureau des médecins du service de pédiatrie. Philippe Van de Perre va y passer près de neuf années, rejoint plus tard par Déodat Mutesa*, puis par Etienne Karita. Il voit « sa » première patiente présélectionnée, une jeune femme de seize ans, avec une tuberculose miliaire et une infection pulmonaire à Nocardia. Le phénotypage des lymphocytes réclame un examen laborieux qui prend plusieurs heures pénibles, à se forcer les yeux pour détecter des cellules fluorescentes. Le verdict est sans appel. Cette jeune fille a une profonde déplétion des lymphocytes T4, le signe d'un sida déjà avancé.

Au Centre hospitalier, vingt-six patients sont réexaminés sur les trente-six présélectionnés – dix-sept hommes et neuf femmes — en l'espace de quatre semaines, avec une prise de sang pour analyser leurs défenses immunitaires et éventuellement confirmer un diagnostic de sida. L'épidémie est donc bien présente dans la capitale rwandaise parmi les hommes et les femmes adultes. Car les patients dans les lits de l'hôpital ne constituent que le sommet émergé d'une pyramide dont l'ampleur se mesure chaque jour avec effroi. Ces patients présentent des signes cliniques, mais nous savons déjà que d'autres, porteurs de l'agent infectieux, peuvent être infectés, sans symptômes, certes, mais jusqu'à quand ?

Plusieurs faits cliniques marquants, caractéristiques des patients immunodéprimés, deviennent plus évidents au début des années 1980, comme l'apparition du sarcome de Kaposi, des zonas, mais aussi des candidoses buccales et de l'œsophage, des tuberculoses sévères, des cryptococcoses. Onze hommes de notre étude sur dix-sept et trois femmes sur neuf déclarent avoir des rapports sexuels en échange d'argent. Les rapports sexuels commerciaux apparaissent donc comme un facteur de risque important. Les vingt-six patients de l'étude sont issus d'un milieu socio-économique moyen ou élevé. Nous évoquons explicitement l'hypothèse que les autres infections sexuellement transmissibles accélèrent la transmission de l'agent infectieux du sida.

Le sida à Kigali : un intérêt scientifique local ?

Philippe Van de Perre

Ce premier travail donne lieu, début 1984, à un manuscrit que je soumets, avec Jean-Paul Butzler et Nathan Clumeck, à la revue médicale britannique The Lancet. Quelques jours plus tard, le verdict tombe : l'article est rejeté, l'éditeur ne « croyant » pas à une épidémie de sida en Afrique centrale. Le coup est rude et Jean-Paul Butzler mesure ma déception. Il me conseille de prendre quelques jours de congé que je passe chez mon ami Jean-Louis Antoine au Mesnil près de Chimay en Wallonie. Après trois jours, je reçois un appel de Jean-Paul Butzler. L'éditeur du Lancet veut me parler de toute urgence. Je le rappelle et il m'informe qu'il a sous les yeux le manuscrit d'une étude très proche de la nôtre et parfaitement concordante, réalisée à Kinshasa par une équipe belgo-américaine. Il s'agit de l'étude menée à Kinshasa à l'hôpital Mama Yemo : le groupe de Peter Piot a identifié en trois semaines trente-huit patients atteints de sida. Leur article avait d'abord été soumis à la revue The New England Journal of Medicine, qui l'avait refusé avec le commentaire : « uniquement d'intérêt local ». L'éditeur du Lancet est, cette fois, convaincu et propose de publier les deux articles côte à côte le 14 juillet 1984 dans le même numéro. Il réclame une seule modification : retirer du titre de l'article toute référence à la transmission « hétérosexuelle » du sida. Nous acceptons, mais, en fin d'article, nous martelons notre constat : « le contact hétérosexuel est le mode de transmission le plus fréquent (de l'agent infectieux) en Afrique centrale ».

Les conclusions des équipes de recherche de Kigali et de Kinshasa dans *The Lancet* sont largement concordantes. La présence d'une épidémie de sida récente en plein développement dans deux capitales d'Afrique centrale est fermement établie. L'immunodéficience chez les jeunes adultes n'est provoquée ni par les parasites ou les infections chroniques, ni par le virus de l'hépatite B ou l'usage de drogues. Le sida pose déjà un sérieux problème de santé publique. Les facteurs de risque définis par le CDC pour les États-Unis sont absents de la majorité des cas identifiés : ni rapports sexuels entre hommes ni usage de drogue injectable. Nous évoquons les risques de transmission de l'agent infectieux par des injections non stériles et par la transfusion sanguine. La transmission sexuelle de la femme à l'homme et de l'homme à la femme nous paraît établie, comme elle a été démontrée aux États-Unis pour la transmission sexuelle d'homme à homme. Le nombre de partenaires sexuel(le)s et le type de partenaires sexuel(le)s accroissent le risque d'infection. C'est un changement de paradigme. On quitte le sida comme syndrome principalement associé à l'homosexualité et aux rapports sexuels anaux pour redéfinir un agent infectieux sexuellement transmis.

Dans les mois qui suivent, ces nouvelles réalités fracassantes sont accueillies par un silence plutôt embarrassé aux États-Unis, à l'OMS et chez beaucoup de scientifiques. En octobre 1984, le *Bulletin* hebdomadaire de l'OMS recense quatre cent vingt et un cas de sida déclarés par dix pays européens. Parmi ces cas, trente-neuf sont originaires d'Afrique et dix-neuf des Caraïbes. Le commentaire du *Bulletin* souligne : « qu'aucun des facteurs de risque connus pour le sida n'est noté pour la plupart de ces cas ». La réflexion s'arrête là. Un programme de recherche n'est même pas recommandé.

Quelques réactions aux deux études parues dans *The Lancet* font état d'un grand scepticisme par rapport aux résultats. Alors que, sans exception, tous les agents infectieux sexuellement transmissibles connus jusque-là sont transmis de l'homme à la femme et de la femme à l'homme, l'idée dominante sur le sida restait que les femmes ne peuvent transmettre le virus à l'homme.

Plusieurs experts critiquent ouvertement les conclusions des deux articles et s'interrogent dans *The Lancet* : « *Si l'on considère le sida comme une infection sexuellement transmissible (IST), les patients atteints de sida se sont probablement présentés dans des dispensaires où ils ont reçu de nombreuses injections d'antibiotiques pour traiter ces IST, comme pour les cas de gonorrhée ou de syphilis. D'autres patients non atteints de sida, mais souffrant eux aussi d'IST ont donc pu être contaminés par ces injections.* »

Ces scientifiques émettent donc l'hypothèse que de nombreux patients africains sont infectés par les injections médicales intramusculaires ou par des transfusions sanguines contaminées par l'agent du sida. La transmission hétérosexuelle ne leur paraît pas l'hypothèse la plus convaincante. Ce paradigme d'une vaste transmission par la voie sanguine et par les injections non stériles ressurgira régulièrement dans le débat scientifique, comme un serpent de mer. Il s'appuie sur la prévalence élevée de l'infection chez les usagers de drogues par voie intraveineuse, mais il reflète également une méconnaissance profonde des pratiques médicales dans le Tiers Monde. Tout au long de nos recherches, nous investiguerons ces autres modes de transmission sans trouver la moindre preuve appuyant ces spéculations.

En 1983, plusieurs théories circulaient parmi les scientifiques sur le possible agent pathogène du sida. La première qui fut avancée fut celle du cytomégalovirus (CMV), le virus qui avait emporté Muna, la jeune enfant que j'avais soignée à Bruxelles. Les premiers cas de jeunes hommes avec un déficit immunitaire présentaient des taux extrêmement élevés d'infection par le CMV, un virus potentiellement immunosuppresseur. Certains chercheurs ont émis l'hypothèse que le virus était devenu inexplicablement plus virulent. Pourtant, cette théorie n'a pas réussi à rendre compte de tous les cas de sida et l'attention s'est tournée ailleurs. En effet, selon le principe de Koch, pour prouver qu'une maladie est provoquée par un agent infectieux, trois conditions sont nécessaires : tous les malades sont infectés ; tous les non-malades ne sont pas infectés ; l'inoculation de l'agent infectieux à un modèle animal reproduit la maladie. Seul le premier principe était vérifiable avec le VIH, puisque nous avions affaire à une infection chronique se manifestant cliniquement après une longue période silencieuse.

Une autre hypothèse concernait le nitrite d'amyle, un médicament sur ordonnance, qui dilate les vaisseaux sanguins, utilisé de façon récréative (sous forme de « poppers ») comme stimulant sexuel par les gays à New York et San Francisco. Il est soupçonné de provoquer l'immunodéficience. Cette hypothèse sera ensuite abandonnée vu que de nombreux cas de sida seront rapportés parmi les non-utilisateurs de « poppers ».

Le rôle de l'hépatite B dans la transmission du VIH fut lui aussi exploré. Plusieurs experts de l'hépatite B observaient que le sida touchait les mêmes groupes à risque. Des discussions passionnées se déroulaient sur les causes possibles de l'immunodéficience acquise. L'idée d'un nouveau virus, bien que difficile à accepter, faisait son chemin. Ceux qui travaillaient sur des rétrovirus animaux comme le virus de la leucémie féline relevaient que ce virus pouvait provoquer une immunodéficience générale et qu'il était également associé au lymphome et à la leucémie.

Le virus de la leucémie bovine (BLV), proche dans sa structure du rétrovirus humain HTLV, attirait aussi l'attention, mais ne semblait pas jusqu'ici se transmettre à l'homme. Cette question préoccupait Arsène Burny, professeur à la faculté universitaire de Gembloux, la plus ancienne institution belge d'enseignement et de recherche sur l'agronomie et l'ingénierie biologique. Arsène Burny, microbiologiste influent et inventif, est le « père » découvreur du virus de la leucémie bovine. Agronome de formation et autorité reconnue dans le domaine de la virologie animale et humaine, ce savant gardait une grande simplicité, malgré son aura et sa connaissance encyclopédique de la biologie. Il venait de mettre au point le premier test sérologique pour le dépistage du BLV chez les bovins. Il avait montré que certaines personnes atteintes de sida présentaient des anticorps reconnaissant la protéine de capside p24 du BLV. De là était née l'idée que les patients atteints de sida étaient infectés par un rétrovirus, peut-être un variant du BLV adapté à l'homme. Apprenant les recherches de Philippe Van de Perre sur le sida au Rwanda, pays où la vache occupe une place centrale, culturellement et économiquement, il lui avait conseillé d'examiner les bovidés rwandais afin de confirmer ou d'infirmer son hypothèse sur un lien entre le sida et ce rétrovirus animal qui se répandait depuis une dizaine d'années en Afrique.

L'hypothèse du virus de la leucémie bovine

Philippe Van de Perre

En juillet 1984, avec l'accord du Ministère de la Santé de Kigali, je décide d'explorer cette hypothèse. Jules Hanotier, dont je venais de faire la connaissance, sillonne depuis plus de dix ans le nord du parc de l'Akagera, où il traque la maladie du sommeil. Cela le conduit à suivre les pasteurs dans leurs déplacements avec leurs troupeaux. Il me conseille d'investiguer les pâturages du nord du Rwanda où les pasteurs Hima possèdent de grands troupeaux de vaches aux longues cornes en forme de lyre.

Nous voilà en visite chez un petit groupe d'éleveurs nomades Hima. Grâce à Jules, qui parle kinyarwanda, le vieux chef de la communauté nous indique qu'effectivement plusieurs vaches Ankole sont malades : elles maigrissent et des boules dans leur cou (des adénopathies) sont apparentes. Il m'autorise à prélever un peu de sang de ces bêtes ainsi qu'auprès de quelques bergers : il souhaite obtenir les résultats des analyses. J'avais pris soin, avant de quitter la Belgique, de me faire instruire par des vétérinaires sur la méthode la plus simple pour prélever du sang chez les bovins. Il s'agit de compresser doucement la base du cou pour faire gonfler la veine jugulaire (du diamètre d'un gros pouce) qui devient alors facile à ponctionner à l'aide d'une aiguille et d'une seringue.

Après plusieurs heures de marche dans la brousse, nous suivons un troupeau indolent pour repérer les bêtes malades et affaiblies, accompagnés d'un berger d'une dizaine d'années. Ces vaches portent d'impressionnantes cornes effilées et ne semblent pas très enclines à se laisser approcher. Mon compagnon porte sur son abdomen d'inquiétantes cicatrices... Quand je dis au jeune berger que ses bêtes m'inspirent de la crainte, il part d'un grand éclat de rire. Il me demande de lui désigner les vaches qu'il s'agit de calmer. Le voilà s'approchant de la première pour lui mettre la « main au panier ». Un petit massage expert et la vache s'immobilise, prête à accepter la ponction sanguine. J'ai pu collecter quelques millilitres de sang d'une vingtaine de vaches.

Dûment envoyés au laboratoire de Gembloux, ces échantillons, de même que ceux de quatre bergers, seront confirmés exempts de toute trace sérologique de BLV. Exit l'hypothèse du lien entre le sida et le BLV, même s'il sera prouvé quelques semaines plus tard que l'agent infectieux à l'origine du sida est bien un rétrovirus, cousin éloigné du BLV, confirmant l'intuition d'Arsène Burny.

Du Kivu au Rwanda 1974-1983

Avant que Philippe Van de Perre ne parte pour le Rwanda en 1983, Jean-Paul Butzler et Nathan Clumeck cherchaient un anthropologue ou un sociologue pour rejoindre l'équipe belgo-rwandaise. Il s'agissait de renforcer les recherches sur la transmission de l'agent infectieux du sida et éventuellement sur les comportements sexuels qui expliqueraient cette transmission. Avec ses travaux précédents sur les sociétés de la région des Grands Lacs d'Afrique centrale et sa proximité avec l'hôpital universitaire Saint-Pierre, Michel Caraël était un candidat possible pour rejoindre l'équipe de recherche du Rwanda.

Malnutrition et sexualité dans la région des Grands Lacs

Michel Caraël

Mon expérience en Afrique centrale a commencé en 1974. À l'époque, Henry Vis, le chef du service de pédiatrie et professeur à l'Université Libre de Bruxelles, dirigeait le Centre scientifique et médical de l'université Libre de Bruxelles pour ses activités de coopération en Afrique centrale, le Cemubac. Ce centre était installé depuis trente ans dans la province du Kivu au Zaïre. Il m'incite à rejoindre le Cemubac comme anthropologue-démographe pour identifier les déterminants sociaux et économiques de la malnutrition au Zaïre et au Rwanda. Henry Vis voulait élaborer un programme d'espacement des naissances pour éviter le « kwashiorkor ». Ce terme signifie « enfant rouge » dans la langue des Ashanti du Ghana et exprime la rougeur de la peau des enfants malnutris. Cette carence touche principalement les enfants allaités, mais sevrés trop tôt de lait maternel par une nouvelle naissance trop rapprochée. Il insiste :

« Comme pédiatre, Monsieur, je suis extrêmement frustré de sauver au Kivu, dans les services de santé, des enfants malnutris pour voir leur mère revenir en consultation, quelques mois plus tard, avec les mêmes symptômes. Je connais les problèmes : donnez-moi des solutions à moyen terme. »

L'équipe d'Henry Vis observait depuis plusieurs années, au moment du sevrage, une proportion croissante d'enfants malnutris entre trois et cinq ans, faute d'aliments protéinés. Une évolution qui renvoyait à une situation générale, bien au-delà de cas cliniques individuels, de la pauvreté d'une famille ou de tabous alimentaires erronés. Il fallait identifier le système qui provoquait cette malnutrition généralisée.

Je découvre, dès 1974, la province du Kivu au Zaïre, qui jouxte le Rwanda, et un groupe de jeunes médecins pédiatres belges et zaïrois, intégrés au sein d'un vaste institut de recherche multidisciplinaire zaïrois, hérité de la période coloniale, à trente kilomètres de Bukavu. Ce centre de recherches avait été construit en 1951, grâce à des fonds américains, en remerciement de l'effort de guerre du Congo Belge. Il avait permis de fournir une grande partie de l'uranium nécessaire à la fabrication de la première bombe thermonucléaire aux États-Unis. Les missions du Cemubac, outre l'accompagnement et la formation de jeunes médecins zaïrois, consistent à lutter contre la malnutrition, la carence en iode et la tuberculose. La structure médicale renforce les soins de santé primaire dans les régions du nord et du sud Kivu, largement abandonnées par le pouvoir central.

J'ai passé plusieurs années à étudier les comportements sexuels des populations de la province du Kivu à la fin des années soixante-dix. Pour mes recherches sur la fécondité des populations, j'ai conduit de nombreuses enquêtes sur les déterminants de l'espacement des naissances. Très peu de femmes pratiquaient la contraception moderne et, pourtant, les intervalles entre naissances s'établissaient en moyenne autour de trois ans, grâce à la longue durée de l'aménorrhée du post-partum, cette période d'infertilité qui suit l'accouchement. Henry Vis croyait fermement que cette absence d'ovulation, qui pouvait durer dix-neuf mois en milieu rural, répondait mécaniquement à la malnutrition relative des mères. Il y décelait un mécanisme biologique naturel d'autorégulation qui permettait à la mère de retrouver un équilibre nutritionnel avant de concevoir une nouvelle ovulation.

Avec l'équipe du Cemubac, nous avons exploré cette hypothèse pour finalement conclure que c'était la durée et l'intensité de l'allaitement, mesurées par la fréquence des tétées, qui permettaient à l'hormone prolactine d'empêcher le retour de l'ovulation, un mécanisme à la fois social et biologique. La malnutrition maternelle ne jouait qu'un rôle relativement mineur en provoquant un allongement additionnel de l'aménorrhée d'un à deux mois.

Comme anthropologue, mes recherches portaient sur les intervalles entre les naissances, sur la sexualité pré et extra-maritale, les périodes d'abstinence sexuelle, les centaines d'interdits nutritionnels et sexuels et les rites de mariage.

Une épidémie de choléra

Le choléra fut ma seule expérience personnelle d'une épidémie avant celle du sida. Il avait frappé le Kivu, en 1978, alors que je travaillais sur l'île Idjwi au centre du lac Kivu. Il se manifeste par une diarrhée aiguë, très profuse et s'attrape par contact direct avec les malades, par la consommation d'une eau contaminée ou par ingestion d'aliments. On apprendra plus tard que les ouïes des poissons sont un sanctuaire apprécié du Vibrio cholerae, la bactérie qui cause le choléra. Parti de la ville de Bukavu au sud Kivu, le choléra remontait le long du lac. Une campagne de vaccination anticholérique, organisée par l'Unicef, permettait de ralentir la progression de l'épidémie dont la vitesse était d'environ cinq kilomètres par jour. Cela laissait au Cemubac une quinzaine de jours pour préparer la population de l'île. Les personnes infectées meurent en général de déshydratation en quelques heures, à la suite de diarrhées aiguës continues, donc de pertes massives d'eau et d'électrolytes. L'accès à une réhydratation est donc essentiel pour la survie.

Avec l'aide du Cemubac, de l'Unicef et du personnel infirmier de l'hôpital de Monvu, nous avions monté en catastrophe, à l'extérieur, deux tentes, chacune d'une capacité d'une dizaine de lits, pour prendre en charge les cas aigus. Nous manquions de bouteilles Baxter pour les perfusions. Henry Vis a obtenu de la grande brasserie Bralima de Bukavu la livraison de milliers de bouteilles vides de Primus, la bière locale. Cela a permis au personnel de l'hôpital de préparer les bouteilles de solution saline pour les perfusions. Les agents de santé mobilisaient la population et donnaient quelques informations nécessaires pour limiter la contagion : se laver les mains, maintenir les latrines propres et traiter l'eau avec des pastilles de chlore. Après deux semaines, nous avons vu les premiers cas sur des civières : souvent des hommes âgés, très affaiblis. Puis, très vite, de nombreux adultes ont afflué, suivis d'enfants de trois à cinq ans. Ces derniers sont les plus exposés, car ils jouent dans le lac, échangent de la nourriture et boivent de l'eau non potable : les sources et les puits sont relativement rares sur l'île. La plupart des malades traités ont survécu, sauf un enfant. Une dizaine d'habitants sont morts avant d'avoir atteint Monvu. L'épidémie de choléra a poursuivi sa course vers le nord pour toucher la ville de Goma et son immense bidonville. On a déploré plusieurs centaines de victimes. Le choléra est resté endémique dans la région des Grands Lacs.

Travailler sur le sida au Rwanda

En 1983, Jean-Paul Butzler, directeur du Département de microbiologie clinique de l'hôpital universitaire Saint-Pierre de Bruxelles, m'a proposé de rejoindre le Projet Sida au Rwanda. Au premier abord, l'idée de me confronter à une épidémie comme le sida aux contours mal définis m'a fait hésiter. En comparaison, le choléra m'avait paru beaucoup plus simple. Les signes étaient visibles, on pouvait observer la progression de l'épidémie, on traitait par réhydratation les cas aigus, on isolait la région et on disposait d'un vaccin partiellement efficace.

Je n'étais pas sûr de mon rôle en tant que sociologue au sein d'une équipe de recherche sur le sida. Mais je me suis fait la réflexion qu'un agent infectieux inconnu, transmis principalement sexuellement, une maladie sans traitement, accentuait la dimension socio-culturelle de l'épidémie. Cela donnait à l'analyse des rapports sexuels et sociaux une grande importance.

Quand je repense à cette année 1983, je me revois, absorbé par la lecture des périodiques médicaux. Avant de m'intégrer au groupe de recherche de l'hôpital Saint-Pierre, j'ai aussi longuement discuté avec Philippe Van de Perre, le chercheur principal, un jeune médecin sportif, passionné de musique, de littérature et de science, proche de ces savants intrépides qui peuplent les récits de Jules Verne, illustrés par Riou et Férat. D'une curiosité insatiable, il couvrait, avec clarté et autorité, la biologie, l'immunologie, la génétique et la santé publique. Après plusieurs rencontres, il m'a convaincu de le rejoindre dans cette aventure scientifique et humaine, en m'assurant de mon indépendance et de son respect pour les méthodes des sciences humaines. J'eus le pressentiment que notre collaboration durerait bien au-delà de cette mission. Une fraternité basée sur des valeurs communes s'était forgée en quelques jours, de celles, rares, qui durent toute une vie.

Jean-Paul Butzler avait la réputation d'être un excellent chef d'équipe. Avec Nathan Clumeck, ces personnalités reconnues internationalement formaient une direction dynamique et bénéficiaient d'un large soutien des autorités rwandaises et de l'agence belge de coopération, l'AGCD.

À mon arrivée à Kigali au Rwanda en 1984, j'ai retrouvé avec plaisir les grappes de couleur écarlate des bougainvilliers et des érythrines, les amaryllis blanches et les parfums sucrés émanant des jardins des coopérants et des notables. Les traces de la colonisation marquaient encore l'espace public et la culture. La césure entre les quartiers bourgeois, administratifs et commerçants du centre et les collines urbaines plus périphériques à l'habitat plus spontané était toujours prononcée. L'école belge, le club sportif belge, l'omniprésence des congrégations religieuses témoignaient de la persistance d'un héritage belge paternaliste. Je découvrais une ville plus étendue et plus développée qu'autrefois, avec plus de commerces et de transports. Dans ce pays enclavé, Kigali était devenue le noyau central des communications où convergeaient à la fois les routes de l'intérieur et les grands corridors transafricains.

En 1984, le Rwanda concentre une population de cinq millions six cent mille habitants sur une superficie de 26.340 km^2, mais seulement 55 % de terres arables. Sa densité de 333 habitants par km^2 cultivable est l'une des plus élevées au monde. Le Rwanda est un pays sans villages où les familles mononucléaires vivent dans les *rugo* (enclos) à l'abri des bananeraies, dispersées sur les collines et dans les vallées. La pauvreté, liée à l'extrême parcellisation des terres agricoles, une conséquence de l'accroissement démographique, et le manque d'activité salariale en milieu rural provoquent un exode constant des jeunes. Ils gagnent les périphéries de Kigali et Butare, où ils représentent plus de la moitié de la population urbaine. Kigali est la ville d'Afrique qui a connu la plus forte croissance de sa population depuis l'Indépendance du pays en 1962. Malgré cela, le pays reste encore fondamentalement rural et le taux d'urbanisation qui était de 2,4 % à la veille de l'indépendance n'est passé qu'à 5-6 % en 1984.

Philippe Van de Perre, Philippe Lepage et leurs collègues du Projet Sida avaient récemment démontré l'existence d'une épidémie de sida en plein essor. Les hommes atteints de sida déclaraient de multiples contacts avec des prostituées au cours de l'année précédente. Des femmes monogames malades du sida décrivaient leur partenaire masculin comme fréquentant les prostituées et 43 % des femmes atteintes hospitalisées échangeaient de façon régulière des rapports sexuels contre de l'argent. Il nous paraissait à présent prioritaire de déterminer si les femmes engagées dans la prostitution constituaient un groupe à haut risque pour ce nouveau virus.

Les femmes « libres » de Butare 1984-1985

Nous étions d'avis que la présence de femmes « libres » - un euphémisme utilisé par les hommes rwandais pour désigner les prostituées - parmi les cas de sida au CHK était la conséquence directe de la transmission sexuelle d'un agent infectieux. Les femmes « libres » devaient être le groupe le plus vulnérable à un nouveau virus sexuellement transmissible, comme c'était le cas pour d'autres infections sexuellement transmissibles (IST). De nombreux chercheurs américains ne partageaient pas cette hypothèse – qui paraît banale et évidente aujourd'hui. Pour eux, qui basaient leurs observations sur une épidémie largement confinée aux homosexuels, aucune preuve n'existait de la transmission de la femme à l'homme de l'agent pathogène du sida.

Pour réaliser cette étude parmi les femmes « libres », nous choisissons Butare, la deuxième ville du pays et la commune urbaine voisine de Ngoma. Située dans le sud du pays près de la frontière avec le Burundi, Butare est le principal axe routier, d'intense circulation, en provenance d'Afrique centrale et orientale. Cette ancienne capitale de la royauté, que la Belgique coloniale avait appelée Astrida en hommage à la Reine Astrid de Belgique, abrite le site de l'Université nationale du Rwanda, de nombreuses institutions éducatives, plusieurs centres de recherche et un camp militaire. Butare nous paraissait un lieu plus apte que Kigali pour conduire une étude sur les prostituées et leurs clients, un sujet jugé très politique par un gouvernement de tendance autoritaire et nationaliste.

Les femmes « libres » de Butare et leurs clients masculins étaient pris en charge pour les infections sexuellement transmises par une dizaine de travailleurs sociaux de l'Institut national de la santé. Le dispensaire médical de l'Institut avait déjà abrité plusieurs études cliniques. En 1974, une enquête avait montré que plus de la moitié des femmes « libres » qui le fréquentaient étaient infectées par le gonocoque. Après un traitement aux antibiotiques, le temps de réinfection était d'environ deux semaines. Le jeune médecin responsable du dispensaire, Élie

Nzabihimana, attaché au département d'épidémiologie de l'Université nationale du Rwanda, participait activement à notre étude. Nous avions établi avec lui un protocole de recherche qui avait été soumis au Ministère de la Santé.

Au cours de notre premier voyage à Butare, nous rendons visite à André Coupez du centre de recherches « Astrida » de Butare. Éminent linguiste, il forme, dès 1959, une équipe de chercheurs avec laquelle il travaille à la rédaction d'un dictionnaire monumental kinyarwanda-français qui sera publié en 2005. Nous sommes fascinés par sa passion pour cette langue structurée autour de la tonalité, dont il disait avec un désespoir teinté d'admiration : « Je n'en viendrai jamais à bout : elle est trop subtile et complexe ». Il nous citait comme exemple les cent cinquante mots disponibles pour décrire en détail une vache : les dessins et la couleur de la robe, la longueur des cornes, l'allure, les yeux, etc. Il ne cessait de consulter chaque mot répertorié dans les milliers de fiches classées dans les armoires qui tapissaient tous les murs de son bureau.

Avec ses collègues Thomas Kamanzi et Simon Bizimana, il maîtrisait parfaitement, pour chaque mot, un système de classement à plusieurs entrées. Au cours de nos entretiens, nous les avons questionnés sur les termes rwandais utilisés pour nommer les partenaires et les actes sexuels, et les interdits sexuels extrêmement nombreux pour les jeunes filles et très rares concernant les hommes. Ce matériel a servi quand il s'est agi plus tard de rédiger des brochures d'éducation et de prévention du sida en kinyarwanda. En contrepartie, André Coupez s'est adressé à nous pour vérifier les équivalents français de certains mots kinyarwanda consacrés à la sexualité, souvent impossibles à traduire autrement que par une paraphrase, comme « faire l'amour le jour où l'on s'est coupé les cheveux ».

Nous avons défini comme prostituée, une femme qui a des rapports sexuels avec un homme en retour d'argent (cadeau exclu) au moins une fois par semaine. Par client de femme libre, nous entendons un homme qui déclare avoir eu une relation sexuelle en échange d'argent dans les trois mois précédents l'enquête. Nous avons recruté comme clients, vingt-cinq hommes qui se présentaient à la clinique pour le traitement des

IST. À partir du fichier des patientes, qui comportait plus de cinq cents noms, nous avons collecté les cinquante-quatre premiers noms et adresses de jeunes femmes répertoriées comme des prostituées vivant dans la commune de Ngoma. Dix-neuf femmes de la liste initiale n'ont pu être retrouvées, mais les trente-cinq autres personnes que nous avons contactées avec l'aide d'un travailleur social ont accepté de prendre part à l'étude, qui a débuté en juillet 1984.

Ces femmes jeunes, en grand dénuement, vivaient pour la plupart au pied d'une colline dans des baraques louées, seulement accessibles par un chemin de terre. L'intérieur sombre de ces petites maisons en torchis, où elles logeaient parfois à plusieurs, ne comportait que deux ou trois pièces, un foyer sommaire au charbon de bois sans cheminée, avec des casseroles et quelques nattes. Thérèse était tombée enceinte alors qu'elle poursuivait encore sa scolarité primaire. Son partenaire l'avait quittée. Elle s'était disputée avec ses parents. Elle élevait seule son bébé de neuf mois, avec l'aide de ses colocataires. Elle rencontrait des hommes depuis une année. Elle désirait arrêter bientôt ses activités, se réconcilier avec sa famille et reprendre le chemin de l'école. Catherine, une grande femme burundaise, âgée de trente ans, avait connu beaucoup de problèmes de santé et ne pouvait plus avoir d'enfants. Elle avait l'intention de travailler encore à Butare quelques années puis de retourner à Bujumbura pour monter un petit commerce et trouver un mari.

Les mots simples de leur vie passée s'égrenaient au fil des témoignages, ponctués d'accidents et de conflits, mais les rêves d'échapper à la prostitution pour fonder une famille étaient partagés par toutes. Les difficultés de leur condition émaillaient tous les récits : l'insécurité, les violences fréquentes des clients et les rafles des policiers, les maladies. Très peu d'entre elles utilisaient les préservatifs. Ces femmes « libres » » travaillaient chez elles, dans la rue ou dans les bars ; elles ne représentaient que la partie la plus visible d'un large spectre de prostitution : d'autres femmes « libres » fréquentaient les bars chics, les boîtes de nuit ou les hôtels avec des clientèles très diversifiées. Elles ne logeaient pas dans ce quartier de la ville.

Les femmes contactées ont répondu à nos questions détaillées et ont passé un examen médical avec l'aide d'Élie Nzabihimana et de deux infirmiers. Des informations ont été ainsi recueillies sur la durée de leur activité, leurs antécédents médicaux et le nombre d'injections médicales reçues. Des questions spécifiques ont été posées sur le nombre de leurs partenaires sexuels et clients par mois, le type de rapport sexuel, leur revenu financier. On a demandé aux femmes de décrire en détail leurs types d'actes sexuels les plus récents : vaginal, oral, anal.

Les clients masculins interrogés définissaient leur orientation sexuelle : homo, bi ou hétérosexuelle et décrivaient en détail leurs pratiques sexuelles. Peu de personnes ont refusé ces entretiens qui duraient environ une heure. Deux femmes ne correspondaient pas à notre définition de « femme libre ». Notre échantillon final s'établit à trente-trois prostituées et vingt-cinq clients. Parmi les donneurs de sang de la Croix-Rouge, nous avons sélectionné les cas témoins : trente-trois femmes qui n'échangeaient pas des rapports sexuels contre de l'argent et vingt-sept hommes qui ont déclaré ne pas avoir eu de relations sexuelles tarifiées au cours des trois derniers mois

Philippe Van de Perre

Un incident qui pouvait s'avérer mortel

Durant notre enquête auprès des femmes « libres » de Butare, tous les jours, en fin de matinée, je rentrais avec les prélèvements sanguins dans le petit laboratoire que j'avais installé dans ma chambre chez Patrick et Christiane de Mol qui m'hébergeaient. Les manipulations pour préparer les cellules, les marquer et énumérer les différentes populations de lymphocytes prenaient environ six heures. Un après-midi, au cours d'une manipulation de purification des lymphocytes, une pipette Pasteur, un tube en verre très fin dont le bout est effilé, remplie d'une purée de cellules, dont certaines infectées par le VIH, se brise dans mes mains. Malgré les gants de protection, il s'ensuit une profonde coupure dans la paume de ma main droite qui saigne abondamment et mettra plusieurs jours à cicatriser. Je réalise à ce moment que ces cellules sont vraisemblablement contaminées par le VIH. Je nettoie la plaie consciencieusement avec du savon, puis de l'alcool. Je passe la nuit à regarder la lourde pluie tropicale s'écouler sur les feuilles de bananiers du jardin. Un seul instant a suffi, une seule erreur de maniement qui pourrait me coûter la vie. J'ai vécu les semaines qui ont suivi avec une grande angoisse, je n'arrivais pas à me concentrer sur mon travail. Je guettais les signes de la primo- infection du VIH comme la fièvre, la toux ou des éruptions cutanées. J'ai dû attendre plus de deux mois avant de faire une analyse de sang : elle a donné des résultats négatifs. Encore aujourd'hui, je regarde la paume de ma main et la petite cicatrice triangulaire, en me disant que la chance m'a souri ce jour-là. Au cours de ces années d'activité au CHK de Kigali, nous serons nombreux parmi le personnel de santé à connaître des incidents de ce type, avec, chaque fois, la peur d'être infecté par le VIH. Mais, à ma connaissance, aucune séroconversion n'en a résulté.

Les taux très élevés des analyses biologiques de l'étude de Butare ont représenté pour nous une grande surprise : 88 % des femmes « libres » et 28 % des clients masculins étaient infectés par le virus du sida. Parmi les cas contrôle, 12 % des femmes et 7 % des hommes se révélaient positifs aux anticorps du virus. Ces personnes ne déclaraient aucun des facteurs de risque qui définissaient jusque-là le sida, excepté, pour un petit nombre, des antécédents d'injections intra musculaires et de transfusions sanguines. Sur le plan clinique, plus de 80 % des femmes « libres » présentaient une lymphadénopathie généralisée, corrélée à une réduction des défenses immunitaires, et donc une diminution de la population des lymphocytes T4. Chez les vingt-cinq clients de femmes « libres », le risque de séropositivité croissait rapidement avec le nombre de partenaires sexuels dans les douze derniers mois. Ils déclaraient une médiane de trente rencontres avec des femmes « libres » alors que les hommes du groupe contrôle en rapportaient trois durant la même période.

Ces résultats documentaient de façon rigoureuse la réalité de la transmission hétérosexuelle de l'agent infectieux du sida qui pouvait représenter une étape vers une plus large diffusion du virus parmi les hommes et les femmes. Cette étude identifiait, pour la première fois, les travailleuses du sexe comme un groupe particulièrement exposé à l'agent infectieux du sida. Le détail des rapports sexuels entre clients et prostituées montrait que, sur les deux cent dix-neuf actes sexuels décrits, la très grande majorité étaient vaginaux. Les prostituées de Butare déclaraient une moyenne annuelle de cinq cent vingt-huit clients, trois fois plus que la clientèle des prostituées de Kinshasa à la même époque. En conclusion, nous recommandions de développer en urgence des programmes ciblés de prévention pour les prostituées et leurs clients masculins.

Notre étude a été publiée, rapidement cette fois, dans le *Lancet* le 7 septembre 1985. Elle reçut un écho considérable, à la mesure des conséquences de la découverte. Elle suscita aussitôt une déferlante de recherches sur les prostituées et leurs clients : à Nairobi en février 1986, puis à Kinshasa en août 1988, puis en Europe, en Amérique latine et sur les autres continents.

En Afrique, des fréquences d'infections aussi élevées que celles de Butare furent observées dans certaines villes du Kenya, comme Nairobi et Kisumu, et, plus tard, dans la région minière de Carletonville en Afrique du Sud. En 1986, l'étude de Joan Kreiss et de son équipe internationale a établi une forte corrélation entre le risque de séropositivité des prostituées de Nairobi et la nationalité de leurs clients. Le risque le plus élevé concernait les clients en provenance du Rwanda et du Burundi. Le virus du sida se propageait rapidement le long du corridor routier transafricain entre Kampala, Kigali, Butare, Bujumbura, Nairobi et Dar es Salam.

Le modèle d'étude et les méthodes que nous avions utilisés furent largement reproduits. Ils furent aussi critiqués. On nous a reproché, notamment, de ne pas avoir mesuré le nombre d'injections intramusculaires dans le groupe contrôle des donneurs de sang de la Croix-Rouge rwandaise. L'argument était pertinent et ce paramètre a été corrigé dans les études ultérieures. On nous a aussi reproché, plus tard, d'avoir utilisé le terme « prostituée » et « prostitution » en lieu et place de « travailleuse du sexe » et d'« industrie du sexe » qui aurait une connotation moins négative. C'était oublier que ces dernières expressions n'étaient pas encore utilisées internationalement au milieu des années 1980.

La transmission du VIH de la femme à l'homme, mise en évidence dans notre article, a rencontré de nombreuses résistances. Selon certains critiques, les contacts sexuels entre une prostituée et un client pouvaient transmettre une infection sexuellement transmissible et, pour cette raison, entraîner un traitement par des injections intramusculaires avec des aiguilles non stériles. Les clients fréquentant les prostituées pouvaient aussi s'infecter indirectement en pratiquant des scarifications ou des tatouages, ou d'autres injections non médicales. Enfin, les clients pouvaient être contaminés, non par les rapports sexuels avec les prostituées, mais par les insectes, les moustiques ou les arthropodes de lit, et cela concernait à la fois les clients et les prostituées. Certains des arguments évoqués montraient combien les modes de transmission du virus étaient encore insuffisamment compris. Cela illustrait aussi les nombreux stéréotypes sur les prostituées. Plus généralement, ces critiques non fondées dévoilaient une résistance tenace à admettre la transmission du VIH de la femme à l'homme et son implication : l'acceptation que le VIH n'était pas différent sous cet aspect des autres infections sexuellement transmissibles.

La reconnaissance de populations à risque plus élevé pour la transmission du VIH devait permettre de développer des programmes de prévention et notamment la promotion de l'usage systématique du préservatif. La parution de données scientifiques sur les prostituées et leurs clients comme groupe vulnérable pour le VIH en Afrique a conforté, dans l'opinion publique, l'idée que ces personnes représentaient un foyer d'infection et parfois le vecteur principal de diffusion de l'épidémie. L'opprobre fut rapidement jeté sur les prostituées et, par extension, sur toute femme vivant avec le VIH. La stigmatisation sociale s'exprima souvent de façon violente. Nous n'avions pas anticipé l'ampleur de la discrimination qui frapperait les prostituées et leur désignation injuste comme « source ou foyer du sida », alors qu'elles étaient infectées par des clients masculins porteurs du virus.

Au Rwanda, la Croix-Rouge rwandaise a été autorisée à lancer un programme à destination des femmes « libres », avec l'aide financière de la Croix-Rouge norvégienne. Mais finalement, très peu a été accompli sous le régime de Habyarimana. Le ministre de la Santé François Muganza y était fermement opposé, car : « Ce programme aurait donné une image négative de la nation et aurait favorisé la prostitution ». La forte influence de l'Église catholique interdisait toute mention du préservatif parmi les méthodes de prévention. Avec la Croix-Rouge rwandaise, nous participerons activement à Kigali à l'élaboration de matériel d'information en kinyarwanda à destination des différents groupes vulnérables de la population.

La réalité quotidienne du sida au Rwanda

Étienne Karita

En 1984, j'étudiais en dernière année de la Faculté de Médecine de Butare, la seule du pays, en compagnie de quelques dizaines d'étudiants. J'ai appris qu'on donnait une conférence sur le sida. Je connaissais de nom l'orateur, Philippe Van de Perre, un médecin belge qui travaillait au Centre hospitalier de Kigali. Ce n'était pas la première fois que j'entendais parler du sida, mais c'était la première présentation scientifique à laquelle j'assistais. Cela m'a beaucoup impressionné et interpellé. Si quelqu'un est immunodéprimé, pourquoi est-il la proie des infections opportunistes plutôt que des bactéries les plus pathogènes dans l'environnement du Rwanda ? C'était la période où le sida prenait déjà une place très importante dans le service de médecine interne de l'hôpital universitaire de Butare. J'avais déjà soigné un commerçant, une ancienne connaissance qui était venue me voir à Butare. C'était un squelette habillé. Il pouvait à peine porter les vêtements qui l'enveloppaient. Il m'a reconnu, moi non. Il était cachectique au dernier degré sans espoir de récupération.

J'ai terminé mes études en 1985 et le ministère de la Santé m'a affecté d'abord à l'hôpital de Kabgayi, un hôpital catholique situé au centre du pays, tout près de la ville de Gitarama. Mon affectation dans cet hôpital ne durera que deux semaines. Après trois mois, le ministère m'a envoyé à l'hôpital général de Rwinkavu, une concession minière dans l'est du pays. Je travaillais avec deux autres médecins et je voyais de nombreux cas de sida tous les jours, hommes et femmes. Nous savions déjà que l'infection se transmettait par un virus et par les rapports hétérosexuels, mais nous appelions encore le sida, la « maladie des 4 h », les 4 groupes à risque. J'ai soigné un ami d'enfance de Kigali atteint de sida. On avait grandi ensemble. Je l'ai à peine reconnu tant il était émacié. Il est mort à l'hôpital. Il savait qu'il était atteint du sida et sa famille aussi. Il ne demandait pas quelle était sa maladie. Je ne pouvais pas discuter avec lui ni avec sa femme de la transmission hétérosexuelle du virus. Au Rwanda, la sexualité est un sujet tabou. Beaucoup de malades souffraient d'un stigma épouvantable et certains étaient rejetés par les membres de la famille, par crainte des contacts directs avec le malade, faute de connaissance des modes de transmission du virus dans la population générale.

Les conditions du travail médical étaient difficiles dans cet hôpital de trente lits ; le laboratoire, rudimentaire, ne disposait que d'un seul microscope. Nous devions transférer certains malades du sida au Centre hospitalier de Kigali (CHK), l'hôpital national. Nous ne disions pas aux patients ce dont ils souffraient. Après une année, j'ai été muté à l'hôpital de Gahimi, géré par l'Église anglicane. Les conditions du travail médical y étaient plus favorables. J'y ai soigné de nombreux cas de sida parmi les adultes et aussi des cas de jeunes enfants, amenés par une tante ou une grand-mère. Les deux parents étaient souvent décédés, probablement du sida.

Quand j'ai commencé à travailler au Programme national de Lutte contre le sida sous le mentorat de Philippe Van de Perre, il devenait évident que le sida continuait de progresser et qu'il avait déjà provoqué des ravages considérables dans toutes les couches de la population rwandaise, y compris parmi l'élite intellectuelle. Je prends l'exemple de la promotion d'ingénieurs agronomes 1984 que j'ai côtoyée à l'Université pendant cinq ans. En 1989, à l'issue d'une rencontre avec un camarade de promotion qui travaillait au CHK, nous croisons, dans les couloirs de l'hôpital, un ami qui faisait partie de cette promotion et qui était venu se faire soigner pour une tuberculose. Nous avons discuté ouvertement tous les trois sur la problématique du sida dans notre pays. Nous avons repris tous les noms de nos camarades d'études et nous avons compté : la majorité était malade ou déjà décédée à cause du sida.

Les dimanches à Kigali

Michel Caraël

Dès mon arrivée à Kigali en 1984, Jacques Poncin, chef du service de chirurgie au CHK, avait accepté de me céder une chambre de sa maison pour y loger. Je bénéficiais de son expérience et de sa connaissance du pays qu'il me distillait au cours de nos conversations du soir. Très vite, il m'a mis en garde : « Les gens sont très polis et la vie quotidienne semble calme, mais, sous la surface, cette ville est déchirée par de multiples tensions : ethniques et régionales. L'envie, la surveillance de chacun, la jalousie imprègnent les rapports sociaux. Tout cela est entretenu par un quadrillage administratif et politique, jusque dans les quartiers les plus défavorisés. Passe une garde à l'hôpital avec moi le dimanche, tu te forgeras ta propre opinion. »

Je le fis souvent et j'ai pu observer, aux urgences de nuit, les blessés aux plaies ouvertes à coups de machette, les victimes de bagarres et de violences, les ravages de l'alcoolisme. J'ai réalisé l'existence d'une sourde violence nocturne qui s'efface avec la levée du jour, quand la grande clarté un peu aveuglante du matin nettoie les drames de la nuit. J'ai aussi mieux compris mon ami Jacques, chirurgien-sculpteur, qui, dans son atelier, grâce à sa maîtrise des techniques de soudure à l'arc, redonnait vie et sens à des rebus de mitrailles, de fer, d'acier, collectés dans les décharges des industries de Kigali. Il créait des sculptures géantes en forme de chimères, de gargouilles, de dragons, des monstres d'acier aux figures effrayantes qui exorcisaient le jour ce qu'il avait vécu la nuit en salle d'opération et qui, hélas, préfiguraient la catastrophe à venir, le génocide de 1994.

La nuit à Kigali tombe brutalement vers 18 h et le centre-ville se vide de ses occupants habituels, au point de provoquer un sentiment d'étrangeté comme celui émanant des tableaux de Georgio De Chirico ou de Paul Delvaux. La vie nocturne se déplace en périphérie, vers les nouveaux baraquements où de petits bars ont fait leur apparition. Ils sont souvent uniquement accessibles à pied par des pistes de terre. Kigali n'est pas Kinshasa ou Bukavu : ici, peu de musique et d'éclats de voix. À la lumière d'une lampe tempête, quelques clients consomment la bière locale de banane et de sorgho dans une calebasse avec son chalumeau (une paille) que l'on se passe de main en main.

La plupart du temps, dès la nuit tombée, nous restions dans le quartier Kiyovu, où est située la rue du Progrès. Plusieurs médecins belges vivaient en famille dans des villas assez sobres fournies par la coopération belge. Les autres maisons du quartier étaient occupées par des hommes d'affaires, des militaires et des fonctionnaires rwandais. Le seul pôle d'animation nocturne se situait autour de l'hôtel Kiyovu et de sa salle de danse vers laquelle convergeaient des voitures bruyantes.

Pour échapper aux tensions et au tohu-bohu scientifique, nous nous ménagions des moments de détente. Nous nous retrouvions le week-end dans le jardin des Lepage ou sur la terrasse de Poncin pour des parties de ping-pong interminables, l'occasion de multiples échanges. La bibliothèque du Centre culturel français était particulièrement bien fournie. « L'Amour au temps du choléra » de Gabriel Garcia Marquez et « La Guerre de la fin du monde » de Mario Vargas Llosa faisaient partie des lectures les plus commentées. Nous passions souvent nos soirées, plongés dans les livres, à peine distraits par le grondement ininterrompu de la pluie sur la toiture faite de plaques ondulées en Eternit.

Est-ce que nous vivions en vase clos ? Dans une sorte de ghetto ? D'une certaine façon. Même si nous rencontrions souvent des visiteurs, la majorité de nos rapports sociaux avaient lieu parmi la vaste communauté des expatriés. Nos collègues rwandais nous rendaient visite régulièrement. Mais quand je pense au Zaïre, au Sénégal ou au Burkina Faso, les réseaux d'amitié y étaient bien plus larges et les rencontres sociales plus spontanées. La culture rwandaise nous paraissait plus fermée. Rétrospectivement, je réalise que notre lecture des relations sociales à l'époque sous-estimait les tensions croissantes entre Hutu et Tutsi. Nous avions tendance à interpréter les conflits en termes de catégories comme la pauvreté ou l'éducation sans comprendre la profondeur des failles sociales de la société où nous vivions. Cette incapacité a sans doute contribué à nous isoler.

Nos soirées étaient aussi animées par des discussions sur les raisons de la propagation rapide du sida. Parmi nos interrogations, l'ancienneté de l'apparition du sida à Kigali tenait une bonne place.

Cette infection, au moment où nous la détections, était relativement récente : peut-être cinq ou dix ans sous sa forme épidémique. Les indices de cette ancienneté relative sont nombreux. Pour les documenter, Philippe Van de Perre et Philippe Lepage avaient retracé la suite d'événements familiaux qui avaient frappé Tarabo*, décédé à l'âge de trois ans en 1986. Il était le cadet d'une famille de Nyabisindu, un quartier de la ville de Butare. La mère était enseignante et le père juriste. Tarabo était décédé après plus d'un an de souffrance, atteint de candidose digestive et de septicémies à répétition dues à une salmonelle. Sa mère était morte quelques mois plus tôt dans un état de cachexie avancée. Elle avait été diagnostiquée en 1975 avec un lymphome, suivi d'une tuberculose disséminée. Trois de ses quatre enfants étaient décédés entre 1978 et 1982, respectivement à l'âge de huit, onze et quatre mois, dans un tableau suggérant fortement un sida pédiatrique, associant candidose, pneumonie à inclusions cytomégaliques et tuberculose.

De tels cas familiaux de tableaux cliniques indicatifs du sida, survenus en cascade dans des familles vivant en ville étaient loin d'être rares, dès le milieu des années 1970. Ils représentaient des marqueurs indéniables de l'apparition d'une nouvelle épidémie.

Les yeux ailleurs de l'OMS 1981-1985

Comme chercheurs, confrontés à une épidémie dont nous constations déjà les effets sur la mortalité adulte et infantile à Kigali, conscients de faire face à une urgence de santé publique sans précédent, nous rencontrions l'indifférence voire la cécité persistante d'institutions comme l'Organisation mondiale de la Santé (OMS) et le *Center of Disease Control* (CDC) d'Atlanta aux États-Unis. Or, leur positionnement était déterminant pour établir les normes internationales de reconnaissance du sida, le fondement de toute action de grande envergure. Il fallait jeter rapidement les bases des programmes de lutte au niveau régional et mondial, car on ne peut contrôler une épidémie comme le VIH au seul niveau national. L'Europe peinait encore à exister dans le domaine des maladies infectieuses. Jusqu'en 1985, neuf articles scientifiques sur dix sur le sida détaillaient les résultats d'études conduites aux États-Unis. Évidemment, ce pays abritait plus de 85 % des cas répertoriés.

Pour la recherche épidémiologique et l'expertise clinique sur le sida, l'OMS dépendait étroitement du CDC, mais son manque de réaction devant la pire épidémie de son histoire tenait aussi à un agenda propre à cette institution. Depuis 1981, l'OMS était entièrement mobilisée autour du thème de « la santé pour tous » et de l'inégalité dans l'accès aux soins entre le Nord et le Sud, les villes et les campagnes, les pauvres et les riches. Halfdan Mahler, le directeur de l'OMS, et ses conseillers considéraient le sida comme un problème de pays riches. L'OMS devait se concentrer sur les maladies pour lesquelles existaient un vaccin ou un traitement et se baser sur ce qui, historiquement, avait bien fonctionné pour l'Organisation. En 1977, par exemple, l'institution avait pu proclamer la fin du fléau que représentait la variole pour l'humanité, grâce aux campagnes de vaccination massive, avec une « stratégie de surveillance et d'endiguement ». Un tel succès de l'OMS contre une maladie infectieuse devait à présent laisser la place à un ambitieux programme visant à développer les systèmes de santé de base dans les pays les plus pauvres.

L'OMS voulait initier une politique de soins de santé primaire, qui serait mise en place avec la participation active des communautés. Une façon de rompre avec l'héritage colonial des programmes verticaux, comme celui contre la variole, et de dépasser la coûteuse médecine essentiellement curative et urbaine qui ne touchait souvent qu'une minorité relativement aisée.

La survenue du sida menaçait de bousculer cet ambitieux agenda mondial. À ceux qui réclamaient que l'OMS aide les pays à élaborer des stratégies contre le sida et à se mobiliser contre la pandémie, Mahler déclarait :

« Si le sida dans les pays africains continue à faire la une de la presse, les objectifs mondiaux de la Santé pour tous d'ici l'an 2000 seront perdus. Le sida stigmatise les Africains. Il affecte de façon disproportionnée les personnes aux revenus élevés du milieu urbain. Le sida ne se propage pas comme un feu de brousse en Afrique. Il résulte avant tout de problèmes sociaux. Le paludisme, les infections diarrhéiques, la bilharziose et les autres maladies tropicales tuent des millions d'enfants chaque jour. Comment peut-on parler de progrès quand, dans certains pays de ce continent, un nouveau-né n'a que 50 % de chances de parvenir à l'adolescence ? Quand les quatre cinquièmes de la population mondiale vivent dans les bidonvilles et dans les zones rurales où ils n'ont accès à aucune forme organisée de soins de santé ? »

Une idéologie conservatrice et des jugements moraux inhibaient la gouvernance mondiale de la santé concernant le sida, alors qu'elle était très engagée sur le plan de la santé publique pour la réduction des inégalités. Des personnalités comme Halfdan Mahler, fils d'un prédicateur baptiste, et Fakhry Assaad, le directeur de la division des maladies transmissibles, étaient plutôt puritaines et imprégnées de préjugés moraux. Les deux hommes étaient aussi très sensibles aux difficultés politiques auxquelles ils auraient à faire face pour convaincre les États de lutter contre une maladie largement perçue comme liée à l'homosexualité et aux personnes aux mœurs dissolues, voire déviantes.

De plus, l'OMS et les ministères de la Santé, en général, détenaient historiquement un piètre bilan en matière de prévention des infections sexuellement transmissibles (IST), particulièrement en Afrique subsaharienne. Dans les années 80, plus de 50 % de la population du continent africain avait moins de dix-huit ans contre 22 % dans les pays industrialisés. Une proportion importante d'adolescents, mariés ou non, était sexuellement active. Le groupe d'âge en dessous de vingt-cinq ans concentrait à lui seul plus des deux tiers des IST et il présentait la prévalence la plus élevée de syphilis, gonorrhée, infection à Chlamydia et trichomonase. Les décideurs, les partenaires de développement et les hommes politiques s'intéressaient très peu aux IST et les gouvernements étaient peu mobilisés contre les maladies vénériennes : un agenda sanitaire qui rappelait désagréablement le temps des colonies.

La lutte contre les IST impliquait une prévention ciblée pour les populations vulnérables, comme les prostituées et leurs clients, les adolescents, les migrants, les militaires et les prisonniers. Il fallait donc quitter les murs des centres de santé. La majorité des personnes atteintes et surtout les femmes ne montraient que peu de symptômes et pratiquaient l'automédication. Seule une minorité d'hommes symptomatiques étaient traités, souvent sans diagnostic confirmé, dans des services de santé où la stigmatisation était fréquente. Faute de laboratoire équipé, la plupart des agents de santé hésitaient à rechercher l'agent causal spécifique de chaque infection, obligeant le patient à revenir plusieurs fois, pour finalement devoir le traiter avec des antibiotiques bon marché, peu spécifiques, mais les seuls accessibles financièrement pour lui. Le traitement des partenaires sexuels était très rare et le taux de réinfection des « clients » était fréquent, ce qui entraînait un découragement des agents de santé. Très peu de patients bénéficiaient d'informations et de conseils sur l'usage du préservatif, sur la fidélité ou l'abstinence sexuelle pendant l'infection.

La prévention des IST devait cesser d'être du ressort exclusif des Ministères de la Santé qui traitaient uniquement le problème comme une maladie. Pour les IST, comme pour le sida, il aurait fallu prendre en compte les aspects sociaux, politiques ou économiques comme priorités et organiser la participation des communautés concernées : un vaste programme qui impliquerait d'autres secteurs que celui de la santé. L'OMS n'était pas outillée pour accompagner les États à accomplir cette révolution.

L'absence de l'Afrique à Atlanta 1985

En avril 1985, à Atlanta, aux États-Unis, se tient la première Conférence internationale sur le sida. Organisée par le CDC, les instituts de recherche américains et l'OMS, elle réunit environ deux mille quatre cents participants de cinquante pays, dont une écrasante majorité d'Américains. L'épidémie est encore largement perçue comme un phénomène propre aux États-Unis, avec sept mille cinq cents patients décédés du sida. Les facteurs de risque de l'infection restaient principalement associés aux rapports sexuels entre hommes, aux transfusions de produits sanguins contaminés et à l'usage de drogue injectable. Alors que les travaux belges et français ont déjà établi l'existence de foyers africains, sur les quatre cents communications, aucune présentation importante sur le sida en Afrique ou sur la transmission hétérosexuelle du virus n'apparaît à l'agenda scientifique. Peter Piot, présent, n'a pas été invité à intervenir. Le directeur de la division des maladies transmissibles de l'OMS, Fakhry Assaad l'affirme aux journalistes pendant la conférence : « Il y a très peu de cas de sida en Afrique et le vrai problème est la malaria et non le sida. » Et de citer les cas de sida déclarés au Bureau régional de l'OMS pour l'Afrique par seulement six pays : le Rwanda, le Kenya, l'Angola, le Botswana, la République centrafricaine et l'Afrique du Sud. Les cas déclarés ne reflétaient pas les centaines de milliers de personnes déjà infectées par le virus sur ce continent.

Un débat sur le sida pédiatrique aux États-Unis attire particulièrement l'attention des scientifiques. Depuis 1981, le CDC n'avait répertorié que soixante-douze cas d'enfants en dessous de treize ans malades du sida. James Oleske et ses collègues de l'hôpital pour enfants du New Jersey à Newark estiment ce chiffre en dessous de la réalité. Ils présentent une étude sur quarante cas d'enfants atteints du sida, rien que pour la ville de Newark. La plupart de ces enfants sont issus de familles afro-américaines ou hispaniques pauvres dont l'un des parents a consommé des drogues injectables. Ils proviennent plus rarement d'une famille d'immigrants haïtiens ou dominicains. Oleske est convaincu que la transmission du virus s'effectue de la mère à l'enfant pendant la grossesse ou au moment de l'accouchement, mais il ne peut ni le prouver ni quantifier le risque de transmission. Ses efforts pour sensibiliser le CDC à l'ampleur de la menace ne sont guère entendus. Mais la réalité d'enfants atteints du sida dans des familles qui pouvaient être considérées à risque commence à inquiéter le monde scientifique. La première cohorte prospective d'enfants nés de mères infectées par le VIH sera mise en place au Rwanda, un an plus tard par Philippe Lepage, Philippe Van de Perre, François Nsengumuremyi, Anatolie Bazubagira et Deo-Gratias Hitimana.

Les discussions de cette première conférence mondiale ont été dominées par la controverse politico-scientifique entre Robert Gallo et Luc Montagnier sur la récente découverte du virus responsable du sida, un rétrovirus baptisé provisoirement LAV/HTLV-III. La mise au point d'un test Élisa qui pouvait détecter les anticorps du virus dans le sang a fait sensation, de même que la révélation de la durée d'incubation du virus, beaucoup plus longue que ce qu'on pensait jusqu'alors, faute de recul suffisant. Les premiers cas déclarés étaient évidemment ceux qui présentaient une période sans symptômes plus courte. Les données suggéraient à présent une durée moyenne sans symptômes cliniques d'environ huit à dix ans. Pour les personnes séropositives — celles qui réagissaient positivement au test Élisa pour le VIH — la phase de porteur sain pouvait donc s'avérer longue. L'annonce d'une séropositivité ne signifiait plus nécessairement une condamnation à mort à bref délai, même si l'immense majorité des personnes atteintes par le VIH développera la maladie au cours du temps. La notion de « porteur sain du virus » suscite aussi de nombreux commentaires inquiets dans les médias.

En marge de la conférence du CDC, l'OMS a tenu une réunion restreinte. Elle reconnaît, pour la première fois, dans un paragraphe très court, que « des études en Haïti, en Afrique centrale et parmi les émigrés de ces pays montrent que la maladie y affecte principalement la population hétérosexuelle ». Un pas timide est franchi, qui conduira à la création de comités techniques de l'OMS sur le diagnostic clinique du VIH et le contrôle de la transfusion sanguine.

Après Atlanta, le silence international sur la situation du sida en Afrique s'est prolongé. Au même moment, bien loin des forums scientifiques, commencent à émerger, dans la société civile nord-américaine et européenne, des initiatives de plus en plus structurées, militantes et activistes pour défendre les droits des personnes infectées par le VIH et les « minorités » qui en sont affectées. C'est la naissance d'associations comme ACT-UP, créée en 1987 aux États-Unis et en 1989 en France, qui jouera un rôle politique important quelques années plus tard pour accélérer l'accès aux traitements antirétroviraux. À quelques rares exceptions près, ces associations resteront, jusqu'à la fin des années 1990, très liées aux communautés homosexuelles, de loin la communauté la plus atteinte, et très éloignées du sida en Afrique.

L'allaitement, un nouveau mode de transmission

Philippe Van de Perre s'intéressait beaucoup aux publications médicales et vétérinaires qui décrivaient la présence de rétrovirus ou de particules virales dans le lait maternel. Il semblait donc plausible que le virus du sida, appelé alors LAV/HTLV-III, qui venait tout juste d'être découvert par les chercheurs de l'Institut Pasteur à Paris pût « passer » dans le lait. Possible aussi, si ce fait était confirmé, que le lait maternel puisse transmettre le virus de la mère à l'enfant. Après tout, cela avait été démontré pour un petit nombre de virus, comme le cytomégalovirus. À l'époque, seule la transmission sexuelle et sanguine était évoquée. Philippe Van de Perre décide de tester cette hypothèse : *« J'en parle à Lise Thiry et Suzy Sprecher de l'Institut Pasteur du Brabant en Belgique qui disposent des équipements nécessaires à la culture cellulaire et à la caractérisation de rétrovirus. Je leur suggère de tenter d'isoler le nouveau virus LAV/HTLV-III dans le lait maternel de femmes africaines puisqu'elles sont, à cette époque, majoritaires dans les services accueillant des patients atteints de sida. Quelques semaines plus tard, le dramatique résultat est visible. L'activité du virus se développe, certes en petites quantités, mais il est bien présent, en culture cellulaire inoculée par le lait maternel de quatre femmes infectées. »*

Cette première observation est publiée dans le Lancet en octobre 1985 : un encouragement à persister dans l'idée que l'allaitement maternel peut être un tragique mode de transmission du virus de la mère à l'enfant et surtout d'imaginer les moyens complexes de le démontrer, et de le prévenir.

Un homme, une femme, un virus

Après la conférence internationale d'Atlanta, l'enjeu était de donner à la transmission hétérosexuelle du virus une meilleure visibilité, car le temps pressait : l'épidémie continuait de progresser en Afrique centrale et aux Caraïbes. Avec le soutien de l'hôpital Saint-Pierre, Nathan Clumeck, dont la notoriété n'avait cessé de grandir au niveau international, décide d'organiser un symposium centré exclusivement sur l'épidémie d'infections à VIH en Afrique centrale. Il s'agit de créer une reconnaissance rapide de la gravité de la situation et d'organiser une communauté de chercheurs africains autour de cette problématique.

Ce premier Symposium international sur le sida en Afrique se déroule du 22 au 23 novembre 1985 au Palais des Congrès de Bruxelles en présence d'environ sept cents participants de 51 pays. L'OMS et le CDC n'ont pas envoyé de représentants officiels. Il s'agit là d'un discret boycott : ces deux organismes ne sont toujours pas convaincus de l'existence d'épidémies de sida de grande ampleur en Afrique. La crainte de la stigmatisation attachée au sida incite plusieurs gouvernements africains à ne pas autoriser leurs chercheurs à participer à l'événement. Certains scientifiques participent physiquement à la conférence, mais ils ne peuvent présenter officiellement leurs résultats sur la présence du sida dans leur pays.

La dénomination du Symposium de Bruxelles, « Le sida africain », était commode, mais elle n'était pas des plus heureuses, car elle suggérait qu'il y aurait donc « deux sidas ». L'intention des organisateurs était de faire prendre conscience du caractère particulier de l'épidémie de sida en Afrique avec une transmission prédominante du virus par la voie hétérosexuelle. Les délégués d'Afrique font immédiatement des remarques sur le titre du Symposium : l'épidémie frappe le monde entier, pourquoi stigmatiser le continent africain ? « Le sida en Afrique » aurait été, rétrospectivement, une formulation plus juste.

L'utilisation dans plusieurs présentations orales des mots « prostituées » et « promiscuité sexuelle », à connotation devenue négative avec le regard des années 1990, suscitera l'ire a posteriori de plusieurs anthropologues.

En cette année 1985, l'important nous semble ailleurs. Nous nous accordons sur la nécessité de précipiter une prise de conscience. L'épidémie en Afrique, en pleine expansion, était déjà bien plus vaste que celle qui se déroulait dans les pays à haut revenu. Elle gagnait rapidement du terrain. Le nombre de cas doublait chaque année. Il fallait faire sortir de leur semi-léthargie des institutions internationales comme l'OMS et bousculer l'hégémonie du CDC américain. Outre les données déjà publiées par les équipes belges et françaises, de nombreuses sources africaines et européennes alertaient sur une situation épidémique d'urgence dans plusieurs capitales africaines. Un nombre croissant de patients africains issus de couches aisées cherchaient un traitement en Europe et ils provenaient désormais de pays comme le Nigeria, le Mozambique et la Côte d'Ivoire.

Philippe Van de Perre présente au nom du Projet Sida du Rwanda un résumé de cinq études déjà publiées sur la prévalence de l'infection par le virus chez les adultes. Il s'agit des résultats des enquêtes épidémiologiques menées parmi quatre échantillons d'hommes et de femmes, comme les donneurs de sang, les travailleurs hospitaliers, de jeunes adultes de Kigali et de jeunes adultes de zones rurales. La prévalence de la séropositivité au virus était respectivement de 11 %, 18 %, 18 % et 3 %. Les donneurs volontaires de la Croix-Rouge montraient la prévalence la plus basse. Les travailleurs hospitaliers ne montraient pas une prévalence plus élevée que les jeunes adultes citadins exerçant d'autres professions. La prévalence en milieu rural était beaucoup plus faible qu'à Kigali. Les prévalences des hommes et des femmes étaient similaires.

Les données cliniques, immunologiques et sérologiques de quarante-neuf enfants rwandais avec des signes cliniques liés au sida sont présentées par Philippe Lepage et ses collaborateurs rwandais. Au niveau mondial, il s'agit d'une des premières études de suivi menées pendant dix-huit mois chez des enfants atteints de sida. L'âge moyen du début des symptômes s'établissait à dix mois et l'âge moyen du diagnostic à dix-huit mois. Les symptômes cliniques les plus fréquents étaient perte de poids, diarrhée chronique, toux et fièvre. Douze enfants souffraient de malnutrition sévère. Durant la durée de l'étude, treize enfants étaient décédés de maladies opportunistes. Cinq enfants avaient reçu des produits sanguins avant l'apparition de la maladie et deux mères avaient été récemment transfusées.

Durant le Symposium, Michel Caraël présente les données sur les facteurs socioculturels associés à la transmission du virus en milieu urbain au Rwanda, basées sur un échantillon total de cinq cent trente-six personnes. Avec un âge au premier rapport sexuel de dix-neuf ans et un âge au premier mariage de vingt-huit ans, les hommes déclaraient en moyenne dix ans d'activité sexuelle avant le mariage. 86 % des hommes célibataires âgés de plus de vingt-cinq ans avaient eu des contacts sexuels avec des femmes « libres » et 25 % avaient déclaré plus de vingt-quatre rencontres sexuelles en échange d'argent au cours de l'année précédente. Chez les hommes, le nombre de contacts sexuels avec des femmes « libres » et les antécédents d'infections sexuellement transmissibles (IST) étaient positivement associés à l'infection par le virus du sida. Un âge tardif au premier mariage et le fait de disposer d'un revenu monétaire étaient aussi des facteurs de risque. Au-delà des facteurs classiques d'âge, d'éducation, d'occupation, cette étude préliminaire ouvrait la voie à des recherches sur les comportements et les réseaux sexuels.

Parmi les dizaines d'interventions sur le sida, le Projet Sida de Kinshasa avec les présentations de Jonathan Mann et Peter Piot font forte impression. Les études cliniques conduites au Zaïre et en Zambie démontrent que la méningite à cryptocoques et le sarcome de Kaposi sont les maladies opportunistes les plus associées au déficit immunitaire des patients infectés par le VIH. La fréquence de ces maladies opportunistes est en augmentation rapide depuis le début des années 1980 et s'observe dans toute l'Afrique centrale et de l'Est.

Les recherches sur l'origine du virus du sida présentées au Symposium suscitent des débats animés. À l'appui d'une origine africaine du virus, les travaux de Max Essex de l'École de Santé publique de Harvard montrent qu'un rétrovirus isolé chez les singes verts africains présentait de fortes similarités avec le virus du sida. Ce virus pourrait avoir récemment franchi la barrière d'espèce et infecté l'homme.

André Nahmias, un virologue de l'Université Emory à Atlanta, responsable de la première identification du virus à l'origine de l'herpès génital (HSV-2), présente une découverte. En étudiant, à Atlanta, les différences génétiques de l'herpès génital, il travaille sur une centaine d'échantillons de sang prélevés en Afrique dans les années 1950 dans le cadre de la lutte contre la malaria. Il décide d'examiner les échantillons à l'aide des nouveaux tests sérologiques mis au point par Robert Gallo pour identifier le virus du sida. Il trouve un seul résultat positif pour le VIH et ses résultats seront confirmés dans les laboratoires de Duke, Harvard et du CDC à Atlanta. L'échantillon de sang provient d'un homme adulte décédé à Léopoldville, au Congo belge en 1959 : il représente la plus ancienne preuve d'une personne infectée par le VIH. Plus tard, Nahmias sera l'un des premiers chercheurs à soupçonner, sans pouvoir le démontrer, le rôle du virus de l'herpès génital comme cofacteur important de la transmission du VIH.

Par ailleurs, l'analyse par d'autres chercheurs des échantillons de sérum stockés dans les laboratoires d'Europe révèle des anticorps anti-VIH dans 1 % à 3 % des échantillons de sérums prélevés au début des années 1970 en Ouganda, au Kenya, en Tanzanie et en Côte d'Ivoire. Ces résultats font l'objet de vives critiques. Des doutes sont émis au sujet de la fiabilité des analyses réalisées sur d'anciens échantillons congelés, de provenance géographique parfois indéterminée.

En marge du Symposium, les chercheurs africains déplorent de la part de leur gouvernement la censure et l'extrême sensibilité politique à tout ce qui concerne le sida. D'autres, inquiets des répercussions potentielles des débats, annulent leur exposé et réfutent publiquement les affirmations tentant de présenter l'Afrique comme le continent à l'origine du sida.

Les hasards de l'histoire ont donné à ces débats une publicité inattendue. Le Président Reagan menait au moment du Symposium une visite officielle à l'OTAN dont le quartier général est situé dans les faubourgs de Bruxelles. L'événement, plutôt banal, était couvert par une pléiade de journalistes américains rapidement désœuvrés qui ont découvert, par hasard, le programme du Symposium sur le sida en Afrique. Aussitôt, les grands réseaux de télévision ont inondé le public américain avec des interviews en direct de scientifiques qui s'exprimaient sur l'ampleur de l'épidémie de sida en Afrique centrale et sur la transmission hétérosexuelle du virus.

Mais plusieurs experts ont tenu des affirmations péremptoires sur l'origine africaine du virus, sans prendre conscience de l'effet discriminant qu'elles créaient dans les opinions publiques. Cette insistance des scientifiques sur l'origine africaine du virus, alors que l'hypothèse n'était pas encore prouvée, a entraîné une montée rapide de la stigmatisation des populations provenant d'Afrique, ce qui, en retour, a heurté profondément les gouvernements et de nombreux intellectuels africains.

Certains anthropologues américains ont cherché dans les cultures africaines et dans les archives coloniales des traditions qui pourraient expliquer une diffusion plus rapide du virus, comme les scarifications, l'excision, les cérémonies de circoncision ou des règles matrimoniales spécifiques. Plusieurs études non documentées ont aussi évoqué des rapports sexuels anaux qui seraient pratiqués dans le but d'éviter les grossesses. Ces études n'ont pas montré grand-chose qui aurait pu expliquer la rapide expansion du virus parmi les populations africaines, sinon la grande diversité des cultures sexuelles. La démarche anthropologique était légitime devant l'incertitude et les désarrois créés par une épidémie mortelle. Mais l'objectif de ces travaux exploratoires a rapidement été détourné par des groupements racistes et d'extrême-droite, qui y ont trouvé des arguments pour accuser les Africains d'être vecteurs d'infections.

Panique du public 1985-1988

Les tests Élisa sont commercialisés en 1985 : la découverte du virus par Françoise Barré-Sinoussi et Luc Montagnier permet la mise au point de tests de dépistage des personnes contaminées qui présentent des anticorps anti-LAV/HTLV-III, le nom donné alors au virus du sida, détectables dans le sang. L'équipe de Robert Gallo aux États-Unis développe un autre test. Les tests Élisa très efficaces et peu chers permettent donc d'identifier rapidement les personnes « séropositives ». Un test Elisa positif est toujours répété pour confirmation avec une autre procédure appelée Western Blot.

Cette même année, en octobre 1985, un atelier réunissant des cliniciens de neuf pays africains, et plusieurs experts comme Françoise Barré-Sinoussi et Peter Piot s'est tenu à l'Institut Pasteur, à Bangui, en République centrafricaine. Cette réunion, convoquée par l'OMS et le CDC, devait permettre d'uniformiser et d'intensifier la collecte des données sur l'épidémie dans les pays africains. Il s'agissait de définir les signes et symptômes du sida pour tous les praticiens, mais particulièrement pour ceux en milieu rural qui ne disposaient pas du test Elisa pour poser un diagnostic. Plusieurs études ont montré les limites de ce diagnostic syndromique du sida à faible valeur prédictive, mais il est apparu utile comme outil de surveillance avant que le diagnostic sérologique — le test Elisa — ne s'impose dans la plupart des structures référentes de santé.

Dans les pays à haut revenu, les premiers résultats des enquêtes de dépistage parmi les différents groupes les plus exposés révélaient un virus bien plus présent que ce que la surveillance du nombre de cas de sida laissait penser. Le monde réalisait soudain la présence peu visible du virus dans tous les pays, car la grande majorité des personnes infectées était des porteurs sains. L'imprévisibilité du temps de latence et sa longue durée éventuelle créent une inquiétude générale concernant la contagion.

Les années 1985-87 sont celles de la grande frayeur dans les pays industrialisés. Les photos de Rock Hudson, émacié, suivies des décès innombrables de personnalités malades du sida ont ancré la réalité de l'infection dans des millions de foyers. Le cas de Rock Hudson reste emblématique, car « l'aveu » de sa maladie a persuadé une partie de l'opinion américaine que « cette maladie peut toucher n'importe qui », tant l'acteur avait incarné une image de masculinité. Chaque semaine, des articles alarmistes, mêlant souvent vérités et approximations, sont publiés dans la presse. Mais, à la décharge des professionnels de l'information, une grande confusion règne encore sur les modes de transmission et de prévention du virus, y compris chez les scientifiques. Le sida devient la maladie la plus médiatisée de l'histoire. En 1987, on recense plus de mille articles dans la presse française.

Les enquêtes d'opinion en Europe révèlent qu'environ la moitié de la population adulte se sent personnellement effrayée d'attraper le sida alors qu'elle ne présente aucun facteur de risque connu. 80 % des adultes se déclarent prêts à passer le test VIH et 50 % souhaitent le test obligatoire pour toute la population. Les campagnes nécessaires de prévention anti-sida destinées au public non ciblé ont eu pour effet indirect de faire monter les tensions et l'anxiété. La peur de la maladie divise davantage la société. Les personnes les moins à risque semblent les plus effrayées par les campagnes d'information : la perception du risque est totalement déconnectée de la réalité. C'est le temps de la peur et de la stigmatisation des personnes malades ou à risque, ou présumées telles. Les homosexuels sont stigmatisés et le sida est perçu par une partie de l'opinion comme une punition « divine » à leur égard.

Le virus vient d'être isolé dans la salive, la sueur, l'urine et même les larmes, mais en concentration insuffisante pour créer une contamination. L'opinion publique se sent abandonnée par les rares communications gouvernementales et se tourne vers les spécialistes. Le manque d'une information claire se nourrit des déclarations de type : « On n'est jamais sûr des modes de transmission à cent pour cent » et des affirmations contradictoires de médecins spécialistes peu habitués à la communication publique.

« Oui, le virus est présent dans la salive », titre Le Nouvel Observateur en 1988, faisant référence à un entretien avec Willy Rozenbaum, qui s'exprimait sur le risque « théorique » de transmission du VIH. Ou encore Luc Montagnier, le codécouvreur du virus, questionné à la télévision qui répond aussi à une question sur la transmission du virus par la salive : « En principe non, mais… » Et d'énoncer avec force détails des cas possibles où une infection pourrait se produire : une blessure ouverte dans la bouche, du sang et de la salive lors d'une extraction de dents. Le public ne retiendra que les exceptions, et la presse internationale de s'interroger sur le « *french kiss* », le baiser français, et une transmission possible du virus à cette occasion.

En pleine crise du sang contaminé, Luc Montagnier multiplie les apparitions à la télévision et les affirmations hasardeuses : « Beaucoup de personnes infectées par le virus sont des porteurs sains qui ne développeront jamais le sida ». Ou encore en parlant de l'excision : « La pratique de la circoncision féminine facilite l'expansion du sida ». De même, les rumeurs concernant la fausse possibilité de la transmission du virus suite aux piqûres de moustiques occuperont longtemps les médias et laisseront des traces dans les opinions publiques.

Certains chroniqueurs médicaux de la presse écrite s'intéressent désormais à la possibilité d'une transmission du virus du sida aux femmes. Ils leur donnent des conseils pratiques : « Ce que vous devez faire », tout en rappelant aux femmes qu'elles ne connaissent pas vraiment la vie sexuelle de leur époux/partenaire. Une star déclare : « Je n'aurais jamais pensé qu'un jour j'achèterais un préservatif ». Plusieurs journaux de la presse féminine se veulent rassurants : « Pourquoi vous n'êtes pas à risque d'attraper le virus ». L'une des premières situations sans risque est évidemment l'abstinence sexuelle. Et si vous êtes active sexuellement : « Pratiquez les rapports sexuels ordinaires ». Les rapports extraordinaires ne sont pas décrits, mais on devine qu'il s'agit du sexe anal ou oral qui doit forcément être dangereux.

La commercialisation du test Elisa qui permet de révéler les anticorps contre le VIH entraîne une ruée des chercheurs occidentaux sur les échantillons de sérum congelés depuis des décennies dans les laboratoires américains et français dans le cadre d'autres recherches. Sans beaucoup de précautions méthodologiques et de langage, la presse scientifique publie les premiers résultats qui, dans leur grande majorité, pointent du doigt l'Afrique centrale. Les médias s'emparent du sujet. On croit identifier le lieu de la première contamination dans les forêts du Cameroun. Certains journaux s'efforcent de « retrouver » les traces des premières personnes infectées, le « patient Zéro », à l'origine d'une épidémie qui allait toucher soixante-dix-sept millions de personnes dans le monde. On pense avoir trouvé les personnes qui ont « exfiltré » le virus hors d'Afrique : peut-être un jeune marin norvégien de quinze ans. Finalement, on découvre Gaëtan Dugas, un steward homosexuel franco-canadien qui déclare environ deux cent cinquante partenaires sexuels par an, peu avant de mourir en 1984. Les journaux américains l'appellent « le Colomb du sida » ou « l'homme qui nous a donné le sida », jusqu'à la publication en 2016 d'une recherche sérieuse qui a prouvé que de nombreux cas de sida existaient déjà aux États-Unis, bien avant lui.

L'insistance de certains journaux sur les faits divers les plus excentriques contribue à nourrir une inquiétude générale : par exemple, le cas d'une religieuse infectée après un seul rapport sexuel ou, encore, un homme qui aurait volontairement contaminé plus de cent femmes. Les opinions publiques de nombreux pays à haut revenu exigent des réponses énergiques pour faire face aux dangers de la transmission du virus.

Des mesures discriminatoires sont bientôt prises à l'égard des personnes considérées à « risque élevé » comme les homosexuels, les prostituées, les toxicomanes, et à l'égard des personnes infectées par le VIH ou les malades du sida. Cela concerne notamment la limitation d'accès au logement, aux soins ou à l'école. Certains pays réclament le retour à la quarantaine, à l'isolement des malades ou aux expulsions. On voudrait un dépistage obligatoire, la criminalisation de l'homosexualité et de la prostitution, la fermeture des bars et des saunas gays. De nombreux gouvernements adoptent des politiques de voyage restrictives et, parfois, un dépistage obligatoire et la mise en quarantaine des personnes infectées. Dès 1986, la Belgique prévoyait pour les candidats-boursiers, étudiants ou stagiaires étrangers, un test VIH dans leur pays, avant d'être autorisés à la rejoindre. La mesure n'a été que partiellement appliquée et fut abrogée en l'an 2000.

La crainte du test Elisa

Étienne Karita

Je travaillais au laboratoire national sida avec Philippe depuis trois ans déjà comme co-directeur. Notre laboratoire recevait quotidiennement plusieurs centaines d'échantillons provenant des hôpitaux et des centres de santé de tout le pays. Je n'avais personnellement jamais senti le besoin ou trouvé le courage de passer un test : je préférais rester dans l'ignorance. Mais j'ai été accepté comme boursier pour effectuer un stage de formation de six mois en Belgique. La coopération belge exigeait un certificat de séronégativité avant de débloquer ma bourse. J'ai donc été forcé de passer le test dans mon propre laboratoire et c'est Philippe qui m'a remis une enveloppe fermée avec le résultat. J'ai quitté le laboratoire et j'ai marché plusieurs heures au hasard dans les rues de Kigali avec l'enveloppe dans la poche. Mes pensées se bousculaient : qu'allais-je décider si le résultat se révélait positif ? Est-ce que ma vie allait s'arrêter ? Finalement, calmement, j'ai ouvert l'enveloppe. Négatif, négatif. Ma vie pouvait reprendre. Aujourd'hui encore je repense à cet instant. Mais si, quelqu'un comme moi, qui travaillait dans le programme national ne trouvait pas la force de se soumettre au test VIH, vous pouvez imaginer ce qui se passait dans la population générale.

Les États-Unis ont imposé des restrictions aux demandes de visa des voyageurs séropositifs VIH, qui n'ont été levées qu'en 2010. Trente ans après la découverte du virus du sida, quarante pays, dans plusieurs régions du globe, appliquent encore des restrictions à la libre circulation des personnes vivant avec le VIH. Certains limitent la présence des personnes séropositives aux courts séjours, d'autres la restreignent fortement, voire interdisent l'entrée sur le territoire, et exigent un test VIH négatif avant d'en autoriser l'accès.

Ces mesures rappellent symboliquement celles mises en place du temps de la dernière épidémie de peste en France en 1721. En empruntant un sentier caillouteux entrecoupé d'oliveraies, de vergers et de garrigue, on peut encore voir en Provence les tronçons d'un mur haut de presque deux mètres et de 0,6 m de largeur. Ce mur de la peste, dénommé « ligne de la malédiction », suivait, sur vingt-cinq kilomètres, la crête des monts de Vaucluse. À l'époque, une partie de la Provence appartenait au Pape. Le mur gardé par un millier de soldats pontificaux avait pour but d'isoler cette région de la peste qui ravageait le sud de la Provence. Cette barrière ne servira à rien et 25 % des habitants de cette région papale mourront de la peste… et de la disette provoquée par l'isolement forcé.

Hostilité politique et confusion scientifique 1986-1987

Les publications prématurées et non suffisamment fondées sur l'origine africaine du sida dans les médias européens se multiplient après 1985. Pour ceux et celles qui travaillaient sur le sida en Afrique, chercheurs, médecins, militants, un grand changement se produit dans les contacts quotidiens avec les autorités politiques. Les réactions outragées de certains gouvernements et intellectuels africains durant cette période peuvent être interprétées comme une réponse compréhensible face aux expressions de racisme latent et aux vieux réflexes des anciennes puissances coloniales. À leur tour, plusieurs hommes politiques africains vont répliquer avec des discours présentant le sida comme une « maladie importée par les hommes blancs homosexuels et les touristes étrangers ». La plupart des gouvernements et ministères de la Santé qui n'agissaient guère pour contrôler le sida – par ignorance, par paralysie, par impuissance — se réfugient dans le déni. Le sida en Afrique devient un enjeu politique. Les malades, les cliniciens et les chercheurs sont pris en otage.

À Kigali, les échos des débats scientifiques sur l'origine — africaine ou non — du virus ne nous passionnent guère, même si cette découverte pouvait revêtir une importance pour la recherche d'un vaccin ou pour la découverte du réservoir animal. Le mystère qui nous déroutait tournait autour de la question de cette prévalence du VIH à Kigali, plus élevée que partout ailleurs dans le monde. Nous ne voulions pas confondre les facteurs épidémiques liés aux modes de transmission avec les discussions sur l'origine géographique du VIH-1 et du VIH-2. D'autres infections virales dans l'Histoire, comme la variole ou la poliomyélite, nous ont appris la leçon : un virus peut trouver son origine dans un lieu géographique et ravager un autre continent des dizaines d'années plus tard. La haute prévalence du VIH au Rwanda ne disait rien sur l'origine historique du virus dans cette partie du monde. Sinon, l'origine du virus aurait pu se situer dans le quartier du Castro à San Francisco où la prévalence du virus parmi les communautés homosexuelles était très élevée.

D'autres théories sur l'origine du sida circulent et influencent de façon insidieuse et parfois ouverte les sphères gouvernementales et intellectuelles en Afrique. En 1983, le généticien de Berlin-Est, Jakob Segal se lance dans une étrange campagne de diffamation. Il accuse Robert Gallo d'avoir intentionnellement fabriqué le VIH à Fort Detrick, le principal laboratoire de l'armée américaine, à partir des rétrovirus du visna (le lentivirus du mouton) et du HTLV-1. Ce virus artificiel aurait été conçu comme une arme biologique, mais un accident de laboratoire lui aurait permis d'échapper à ses créateurs. Lors des multiples conférences sur le sida, il était difficile d'échapper à Jakob Segal, accompagné de sa femme, qui plaidait inlassablement cette théorie, avec l'aplomb de celui qui a été initié. La thèse est reprise en 1985 par John Seale, un Anglais, spécialiste réputé des maladies vénériennes. Il est persuadé que « le virus est une création humaine produite par la recherche militaire ». À chaque conférence sur le sida, au moment des questions aux orateurs, il vitupère : « On vous cache la vérité ! ». Ses déclarations sont abondamment commentées dans la presse internationale et finissent par trouver un écho attentif chez plusieurs hommes politiques africains : le VIH pourrait faire partie d'un vaste complot contre l'Afrique pour accaparer ses ressources naturelles. En 1987, le gouvernement américain finit par démentir ces affirmations. Le principal argument contre une création artificielle reposait sur l'évidence que la technologie de l'époque ne permettait pas des recombinaisons génétiques capables de créer un virus aussi complexe que le VIH. En outre, le laboratoire de Fort Detrick n'avait été bâti qu'en 1977 alors que les premiers cas de VIH reconnus à partir d'échantillons sanguins remontaient aux années 1950 et 1960. Après la chute du mur de Berlin et de l'Union soviétique, des membres des services secrets russes admettront que ces théories d'un complot faisaient partie d'une opération de désinformation appelée « Infektion ». Segal et Seale étaient rétribués par le KGB pour leurs activités anti-américaines.

Dès 1987, Peter Duesberg, un biologiste allemand très réputé pour ses travaux sur le cancer, défend la thèse que le VIH ne peut être la cause du sida. Ce syndrome et les infections opportunistes seraient provoqués par la consommation de drogues ou de médicaments comme l'AZT, la première molécule antirétrovirale active contre le VIH, qui diminuent les défenses immunitaires. Au Ministère de la Santé de Kigali et aussi au Centre hospitalier traînait souvent sur les bureaux le périodique *Executive Intelligence Review*, une publication de Lyndon LaRouche. En 1986, cet Américain avait convaincu sept cent mille personnes de l'Etat de Californie de soutenir le principe d'un référendum pour rendre obligatoire le test du VIH et d'approuver la mise en quarantaine des homosexuels séropositifs. Le projet de loi fut finalement repoussé. Son périodique prêchait pêle-mêle la haine des homosexuels, des féministes, des Juifs et, bien sûr, il insistait sur l'origine américaine du VIH, fabriqué dans un laboratoire par la CIA.

Les théories du complot sur l'origine du VIH et les fausses informations sur le virus fleuriront pendant les années 1980 et ralentiront le développement des programmes de lutte contre le sida. De grands noms de la science, comme Peter Duesberg, fameux biologiste moléculaire, et aussi Kary Mullis — l'inventeur de la PCR, une méthode de diagnostic moléculaire — iront se fourvoyer à propager ces théories et à semer un grand doute parmi les leaders politiques et le public. Ils agissaient au nom d'une pensée « critique » qui cachait mal des ambitions personnelles et des ego surdimensionnés. L'alliance des « complotistes » et des « révisionnistes », ceux qui refusent le lien scientifique entre le VIH et le sida, se poursuivra au-delà des années 2000. Thabo Mbeki, le président d'Afrique du Sud qui a succédé à Nelson Mandela, niera longtemps la réalité du sida dans son pays et refusera notamment de fournir les traitements antirétroviraux aux personnes séropositives, et particulièrement aux mères infectées. On estime à trois cent trente mille, le nombre de décès prématurés qui auraient pu être évités en Afrique du Sud, dus au refus du gouvernement d'autoriser l'accès aux antirétroviraux. En Namibie, au Zimbabwe, les présidents déclarent une guerre, non contre le sida, mais contre les homosexuels, l'alcool, la malnutrition et les influences étrangères. De son côté, l'Église catholique romaine fait circuler en plusieurs langues une « revue de la littérature » de plus de deux cents articles scientifiques, sur le préservatif et la prévention du VIH. L'étude qui fera autorité conclut à « une fréquence de contamination moyenne de 15 % » lors des « rapports sexuels protégés par un préservatif ». D'autres cercles religieux vont encore plus loin en accusant le préservatif de favoriser la transmission du virus. Ces errements idéologiques entraîneront indirectement des dizaines de milliers de morts du sida.

La façon dont se déroulent plusieurs recherches scientifiques sur le sida en Afrique est loin d'être organisée de façon éthique et responsable. Après la reconnaissance des cas de sida en Afrique, l'arrivée des chercheurs américains et européens donnera lieu à de nouvelles tensions avec les autorités et à de nombreuses failles en matière d'éthique. Certains chercheurs débarquent, trouvent un arrangement local avec des cliniciens, obtiennent des échantillons de sang ou testent sans protocole des médicaments et repartent sans laisser d'informations. Au Cameroun, on les appelait les recherches « Fedex », car elles consistaient essentiellement à prélever et envoyer au Nord des échantillons sanguins. D'autres chercheurs étrangers concluent rapidement un accord avec un comité d'éthique – quand il existe — ou avec un ministre. Nous avons connu de tels cas au Rwanda. On les appelait les études « safari » ou « parachute » et elles ne concernaient pas uniquement les études cliniques ou pharmacologiques, mais aussi les recherches anthropologiques. Les résultats les plus spectaculaires finissaient par être diffusés dans la grande presse en Europe et aux États-Unis, ce qui provoquait une paranoïa du sida chez les responsables politiques africains.

En fin d'année 1985, à notre retour au Rwanda après le Symposium de Bruxelles sur le sida en Afrique, le ministre de la Santé, François Muganza, et ses adjoints se montrent particulièrement hostiles. Chaque réunion avec eux s'apparente à une épreuve de force. La plupart des projets sont bloqués. Nous ne savons pas quels arguments scientifiques ou de santé publique nous permettraient de convaincre nos interlocuteurs de l'urgence d'agir. Comme la plupart des chercheurs impliqués dans la lutte contre le sida en Afrique dans les années 1980, nous nous sommes révélés peu compétents en matière de communication politique et de diplomatie. Le ministre de la Santé ne se caractérisait pas seulement par l'apathie et l'immobilisme : il manifestait une opposition ouverte et véhémente à toute preuve scientifique de l'existence de l'épidémie de VIH dans son pays. Tous ceux qui travaillaient sur le sida — Belges et Rwandais – se sentaient menacés. Le ministère de la Santé ne pouvait pas se passer du soutien de la coopération médicale belge qui tenait à bout de bras le budget du Centre Hospitalier de Kigali et plusieurs programmes médicaux dans le pays. Sans cette aide indispensable, il aurait été difficile d'assurer des soins de qualité dans la capitale où se faisaient traiter les couches privilégiées du régime, notamment les dignitaires atteints du sida. Ceci explique en partie le maintien des coopérants belges dans le pays, malgré les tentations évidentes de nous expulser.

Au Zaïre, les recherches sur le sida ont bénéficié d'un accueil politique plus ouvert pendant une courte période, grâce à l'implication des États-Unis. Faute d'un financement suffisant de la part de l'Institut de médecine tropicale d'Anvers et de l'Agence Générale de Coopération au Développement (AGCD) belge, Peter Piot avait établi une collaboration avec, notamment, les NIH, les Instituts américains de santé. L'intérêt du NIH pour le sida en Afrique témoignait d'une réelle inquiétude face à l'éventualité d'une transmission hétérosexuelle du virus, une menace potentielle pour les États-Unis. Jonathan Mann et Peter Piot ont réussi à développer à Kinshasa, non sans difficultés, un programme de recherche impressionnant avec un personnel de près de trois cents personnes et un budget annuel de quatre millions de dollars. De l'histoire naturelle du sida, aux aspects cliniques et épidémiologiques, les apports scientifiques sont nombreux. Leur équipe recèle des chercheurs comme Anthony Quinn, Bob Colebunders, Bosenge Ngaly, Eugène Nzilambi Nzila, Marie Laga, et Henry Taelman, qui nous rejoindra plus tard à Kigali. Jonathan Mann sera appelé à l'OMS en 1986 pour diriger ensuite le programme mondial de lutte contre le sida. Peter Piot connaîtra un destin exceptionnel à la tête d'Onusida, le nouveau Programme commun des Nations Unies sur le VIH/SIDA créé en 1995.

Au Rwanda, seul Philippe Van de Perre est recruté comme chercheur sur le sida par l'Administration belge de la coopération et du développement(AGCD) et il ne dispose que d'un maigre budget pour créer le laboratoire national de Kigali. Pendant plusieurs années, Philippe devra batailler avec l'AGCD, l'Ambassade de Belgique et l'hôpital Saint-Pierre de Bruxelles, par télex interposés pour obtenir les équipements et les réactifs nécessaires au fonctionnement du laboratoire. Entre les retards de plusieurs mois et le matériel périmé, sa patience est souvent mise à rude épreuve.

Les équipes financées par la coopération belge ont peu d'occasions de se coordonner ou d'échanger. Une seule réunion fut organisée en 1985 à Bruxelles par la coopération belge avec Peter Piot et Jean-Paul Butzler. Michel Caraël a fait une présentation sur les femmes « libres » de Butare et Peter Piot un exposé consacré aux prostituées de Kinshasa. Après la réunion, Peter et Michel discutent des différences entre les types de prostitution à Kigali et à Kinshasa, mais aussi de culture et de musique zaïroise. Ils sympathisent immédiatement : une amitié indéfectible et une collaboration de plusieurs dizaines d'années se nouent. Philippe Lepage retrouve à Kigali François Dabis, un médecin épidémiologiste de l'Université de Bordeaux, en mission pour le CDC. Les deux hommes s'étaient rencontrés un an plus tôt à Atlanta, lors d'une formation en « épidémiologie de terrain ». Une relation d'amitié voit vite le jour. Une collaboration est décidée sur les projets VIH où les compétences épidémiologiques de François Dabis s'avéreront extrêmement utiles notamment pour les études de cohorte et la transmission du VIH de la mère à l'enfant, y compris par l'allaitement.

D'autres projets de recherche nord-sud sur le sida sont créés dans la foulée, en Ouganda, au Kenya et en Zambie. En Tanzanie, l'hôpital de Bukoba, dans la région de Kagera, accueillait des patients atteints de sida : des commerçants transfrontaliers, des victimes de la guerre dans la sous-région, des prostituées, des soldats et des camionneurs. Ces premiers groupes à risque très mobiles seront à l'origine de l'étrange surnom que les populations donnèrent à la maladie inconnue : « Juliana », d'après le nom d'une marque de vêtements à la mode, importés d'Ouganda par les commerçants. Dès 1986, toutes les régions de la Tanzanie sont touchées.

L'essentiel des premières découvertes sur le sida en Afrique centrale provient des Centres et des Projets où des chercheurs étrangers et nationaux travaillent ensemble pour comprendre les mécanismes de diffusion de cet agent infectieux inconnu, non sans expérimenter des difficultés similaires aux nôtres. Par exemple, dès 1985, au Burundi, Zaïre et Congo Brazzaville, une censure générale est appliquée par les gouvernements sur les informations concernant l'ampleur de l'épidémie. Certains programmes de prévention sont retardés ou interrompus, les motivations des chercheurs étrangers ou nationaux sont mises en question.

À Bujumbura, au Burundi, la chef du service de médecine interne du plus grand hôpital public, Teguest Guerma, le médecin Paul Kocheleff et l'épidémiologiste Baudouin Standaert, élaborent un projet sida, avec beaucoup de difficultés et très peu de soutien. En 1985, une première étude sur la séroprévalence a été conduite à Bujumbura et dans trois régions rurales montrant chez les adultes des taux de 2 % en milieu rural et de 10 % en milieu urbain. Le ministère de la Santé a immédiatement interdit toute présentation des résultats et accusé les auteurs de « tricherie ». Francis Barin, du laboratoire de virologie de l'Université de Tours qui réalisait les analyses est accusé d'« incompétence ». En 1989, une deuxième enquête sur la prévalence nationale du VIH, organisée cette fois par le ministère de la Santé, a indiqué que le niveau à Bujumbura était passé de 10 % à 20 %. Dans l'intervalle, Baudouin Standaert, le médecin épidémiologiste belge en charge de la surveillance épidémiologique, a dû quitter le pays. Baudouin nous a raconté le cambriolage de son bureau et la confiscation de tous ses documents dans un climat d'extrême tension. Paul Kocheleff, un médecin de la coopération belge, très impliqué dans l'équipe nationale de lutte contre le sida, voit dans le comportement des autorités « la crainte d'attirer l'opprobre international sur la moralité et le comportement sexuel de la population burundaise. S'ajoutait aussi la peur de voir les investissements et les touristes se détourner du pays. » Teguest Guerma a décrit plus tard une scène hallucinante à l'hôpital central de Bujumbura, où les patients sida étaient systématiquement transférés de salle en salle par la direction pour les cacher lors des visites de médecins étrangers.

Kigali était alors la capitale d'Afrique la plus touchée par l'épidémie naissante. Les médias ont longtemps pointé erronément le Zaïre comme l'épicentre de l'épidémie de sida en Afrique. Cela était dû au fait que le projet belgo-américain sida de Kinshasa était de loin le plus ambitieux, le mieux équipé et le mieux financé en Afrique centrale. Avec plus de cent vingt publications, ce projet de recherche a largement contribué à dévoiler au monde scientifique l'épidémie de VIH d'Afrique centrale.

Expulsion de Wilson Carswell de Kampala

Michel Caraël

En 1986, je me suis rendu à Kampala, la capitale de l'Ouganda, à quatre heures de voiture à peine de Kigali. Le docteur Wilson Carswell travaillait depuis quinze ans à l'hôpital Mulago, le grand hôpital universitaire de la ville. Il observait : « Depuis quelques années, dans les salles de médecine interne, je vois mourir de plus en plus de jeunes gens émaciés avec des zonas, et des pneumonies atypiques que l'on ne parvient pas à traiter. Le sarcome de Kaposi, ce cancer agressif, est aussi devenu fréquent chez les adultes, alors que, dans le passé, on ne l'observait que très rarement et plutôt chez des vieillards. »

Carswell, entouré de brillants jeunes médecins ougandais, a voulu documenter leurs observations cliniques. Ils ont réalisé des tests VIH à Kampala sur des échantillons de sang effectués pour d'autres raisons médicales chez des personnes âgées, sexuellement inactives depuis au moins cinq ans. Les médecins ont comparé ces résultats avec ceux des adultes en bonne santé. Sur quatre-vingt-seize personnes âgées, aucun test VIH n'était positif, comparé à cent dix tests positifs sur sept cent seize échantillons de sang chez les adultes. Pour Wilson Carswell, cette indication supplémentaire montrait que les personnes âgées n'avaient pas été exposées au VIH pendant toute leur vie.

L'introduction récente du virus en Ouganda ne faisait plus aucun doute.

Ce médecin britannique atypique était resté fidèle à son poste de clinicien à l'hôpital Mulago, malgré toutes les turbulences de la dictature d'Amin Dada et les exactions de son armée. Il avait assisté à la chute du dictateur grâce à l'intervention de l'armée tanzanienne et à la mise en place du régime d'Obote, encore pire que le précédent. Dès le début des années 1980, Carswell s'était impliqué pour que ce nouveau syndrome mystérieux soit reconnu par les autorités politiques et sanitaires ougandaises. Nommé au Conseil national de prévention du sida en 1986, il dut quitter le pays en quarante-huit heures, après avoir déclaré à un journaliste d'un quotidien britannique qu'il raccompagnait à l'aéroport d'Entebbe : « Observez ce parking encombré de véhicules ; dans quelques années, il sera vide à cause du sida ». Cette prédiction en forme de boutade, publiée quelques jours plus tard à la une du Guardian, avait suscité la colère des autorités ougandaises.

Le silence comme réponse politique 1986-1987

En Europe, à part en Suisse, les réactions des États n'ont guère été rapides pour contenir la diffusion de l'épidémie. En Belgique, en 1986, l'État a créé les Centres de Référence sida, des structures médicales universitaires qui prennent en charge les personnes séropositives sur le plan médical et psychosocial. Les associations d'entraide et de prévention envers les homosexuels, comme « Appel Homo sida » travaillent en collaboration avec ces Centres de référence. La prise de conscience du rôle national de l'État en matière de prévention se manifeste tardivement en Belgique, en 1991, avec la création de l'Agence de Prévention du sida, alors que la France disposait déjà d'une Agence de lutte contre le sida depuis 1989. Dans les deux pays, des associations de prévention auprès des publics cibles — prostituées, homosexuels, usagers de drogue, réfugiés — se mettent lentement en place.

Les États ne s'engagent financièrement que très modestement pour soutenir les associations : en 1986, AIDES, la première association de militants contre le sida en France ne reçoit comme subvention publique qu'environ quarante mille euros par an. Le premier programme national de prévention n'est lancé en France qu'en 1987. L'Italie et l'Espagne ont tardé à réagir avant de mettre en place, face au sida, une réelle politique de santé publique.

Les ressentiments et les critiques des gouvernements africains se focalisent sur les chercheurs étrangers qui travaillent sur le sida. Les études et les projets financés pour les besoins de la recherche serviraient davantage les intérêts des pays occidentaux que les besoins de service ou de prévention des populations locales. Ces accusations, quelquefois justifiées, cachent souvent un conflit d'intérêts pour la gestion financière des fonds de recherche, mais, dans le cas du sida, il s'agissait aussi d'autre chose. Pour la plupart des dirigeants politiques africains, le sida était un sujet peu intéressant, car la médecine ne disposait ni de médicaments ni d'un vaccin. En parler pouvait nuire à l'image de leur pays et à l'industrie touristique, comme cela avait été le cas en Haïti.

À quelques exceptions près, comme au Sénégal et en Ouganda, les années 80 ont été celles du désarroi et du sentiment d'impuissance, du silence et du déni. Certains hommes politiques africains connaissaient la gravité de la situation, mais ils préféraient éviter le débat ; de nombreux dirigeants sont issus des écoles chrétiennes du temps des colonies et très conservateurs sur le plan moral. Ce n'est qu'en 1989, à la conférence internationale sur le sida de Montréal, que le président zambien Kenneth Kaunda, fils de Pasteur, a présenté ses excuses pour son silence sur l'épidémie, alors qu'un de ses fils était mort du sida en 1986. Le bureau politique du parti unique qu'il avait créé l'avait dissuadé de s'engager dans la lutte contre une maladie sexuellement transmise. Quand il était le chef de l'État sud-africain de 1994 à 1999, Nelson Mandela a très peu évoqué le sida, alors que l'infection progressait très rapidement dans son pays pour atteindre des niveaux inégalés sur le continent africain. Il a déclaré plus tard : *« Les Africains sont très conservateurs en matière de sexe. Ils ne veulent pas que l'on en parle. En 1991, j'avais commencé à tenir des réunions publiques dans les provinces pour discuter de la transmission du sida. Je disais que nous étions touchés par une épidémie sexuellement transmise qui allait balayer notre nation si nous ne prenions pas de précautions. Je me rendais compte que j'offensais mon public. Ils se regardaient les uns les autres, horrifiés. J'ai compris la leçon. Lors de la campagne pour l'élection présidentielle de 1994, je voulais gagner et je ne parlais pas du sida »*.

C'est seulement quand il fut à la retraite que Nelson Mandela s'est investi dans la lutte contre le sida en créant sa propre Fondation. Son fils âgé de cinquante-cinq ans était mort du sida en 2005. Cette année-là, plus de 20 % de la population d'Afrique du Sud étaient infectés par le VIH.

Les cris d'alarme lancés par une poignée de médecins et d'activistes concernant les effets socio-économiques dramatiques de l'épidémie n'y font rien. La plupart des gouvernements africains nient l'évidence d'une crise sociétale majeure associée au sida. Les priorités sont ailleurs, les années 1980 sont celles d'une longue crise économique du continent. Les politiques d'ajustement structurel imposées par la Banque Mondiale ont des effets catastrophiques sur les dépenses en matière d'investissement pour l'éducation et la santé. Les réductions d'effectifs et de salaires empêchent toute initiative d'ampleur dans ces deux secteurs clés de la lutte contre le sida.

Certains hommes politiques et des leaders d'opinion tiennent un autre discours. Plutôt que de se préoccuper du sida et de sa prévention, ils se réfugient derrière la litanie des maladies qui accablent l'Afrique : malaria, tuberculose, pneumonies, choléra et hépatites. Ces maladies-là sont bien plus visibles. Des résultats peuvent être obtenus rapidement et les efforts pour les combattre susciteront l'adhésion de la population. Ce n'était pas le cas du sida qui reste, pour eux, un problème sans solution.

Une autre façon de relativiser l'épidémie de sida consistait à mettre l'accent sur la pauvreté, le manque d'accès à l'eau et à la nourriture et les médicaments trop chers : *« Le sida n'est que l'un des problèmes auxquels nous sommes confrontés. C'est la pauvreté et la malnutrition qui façonnent l'épidémie »*. Dès lors, pourquoi se lancer dans des discussions controversées sur les relations sexuelles, la prostitution, les préservatifs ou sur les inégalités de genre et la violence ? Le développement économique était LA solution au sida pour certains dirigeants politiques. Autrement dit, on pouvait renvoyer aux calendes grecques les programmes de prévention, d'éducation et d'information sur les comportements sexuels à risque.

Dans beaucoup de cultures africaines, la sexualité est un sujet que l'on n'aborde pas ouvertement et qui ne peut se discuter en public. Nous l'avons expérimenté très souvent avec nos amis rwandais : pas question d'évoquer le sida dans un cadre social ou même familial. La parole est souvent restreinte en fonction des sexes, du groupe d'âge et de la situation matrimoniale : certains thèmes peuvent se discuter séparément entre jeunes hommes ou entre jeunes femmes, mais uniquement en privé, à voix basse. De même, évoquer en public la maladie, la mort, n'est pas chose fréquente, car cela peut attirer le malheur. Le tabou autour de la sexualité se manifeste dans tous les milieux socio-économiques, en milieu urbain et rural.

À Kigali, je discutais avec un ami médecin qui venait de refuser de travailler au CHK en gynécologie. Je l'interroge :

« Pourquoi refuser ? C'est un service avec une bonne réputation.

— Le problème n'est pas là. Ma mère est infirmière dans ce service. Il m'est impossible d'examiner des femmes enceintes et de faire des accouchements en présence de ma mère. Ce serait un manque de respect impardonnable. »

Pourtant, quelques voix publiques se sont élevées pour évoquer le sida et la sexualité, comme celle du musicien zaïrois Franco Luambo. Peu avant sa mort, il a délaissé un temps ses odes à la gloire du Maréchal Mobutu avec sa chanson « Attention Na Sida » en 1987 :

« Le sida ravage tous les peuples ; il y a peu, l'Europe et l'Amérique accusaient l'Afrique d'être le berceau du sida. À une période récente, l'Asie se disait indemne du mal du sida. Aujourd'hui, tous ces continents se retrouvent attaqués. Le sida n'y arrête pas sa sinistre course. Toutes les couches de la société sont victimes : bébés, enfants, jeunes adultes, vieillards, ouvriers, bureaucrates, cadres, hommes, femmes. Et même les médecins eux aussi. Le sida peut frapper n'importe qui ; le sida peut tuer ; il tue tout le monde qui ne cherche pas à se protéger ».

Ce plaidoyer musical de seize minutes sur la prévention du sida évoque pêle-mêle sexualité, préservatif, sang contaminé, test, et compassion. Il reste une mélodie entraînante au rythme de laquelle dansera longtemps l'Afrique francophone. Cela tranchait avec le silence des autorités. En quatre jours de deuil, plus de trois cent mille personnes assisteront aux obsèques de Franco à Kinshasa, le père de la rumba zaïroise.

Philly Lutaaya, une star ougandaise de la musique pop, très populaire en Afrique et au Japon, passa ses dernières années à parcourir les écoles et les églises pour informer sur le sida, avant de mourir de la maladie en 1989. Il fut la première personnalité publique à donner un visage au sida en Afrique centrale. La plupart des autres artistes, malades du sida, ont jusqu'au bout refusé de reconnaître leur infection.

En 1987, à Nairobi, Joe Muriithi Muriuki fut l'un des premiers Kenyans à annoncer publiquement sa séropositivité VIH. Comptable à la mairie de Nairobi, il dut abandonner son travail, car ses collègues craignaient la contagion du VIH par simple contact. En compagnie de sa femme Jane, il fonda la « Know AIDS Society » qui viendra en aide aux personnes séropositives.

Mais ces personnalités sont rares. L'Afrique urbaine meurt en silence de « Slim, maladie de maigreur » pour laquelle il n'existe pas de traitement. L'épidémie et son cortège de décès créent un climat de peur et alimentent un soupçon généralisé, car, dans les familles, on ne meurt pas du sida : les proches des défunts et les médecins parlent de tuberculose, d'infection généralisée, de tumeur et de cancer. Quand le sida était diagnostiqué, dans certains centres de santé, on inscrivait sur la fiche médicale un code spécial pour ne pas désespérer la famille, en jetant la honte et en provoquant la discrimination. C'est l'époque où presque personne en Afrique centrale ne sait « comment le dire ». Le déni est général. Les médecins et les proches des malades préfèrent taire la séropositivité.

L'annonce de la séropositivité

Étienne Karita

Je me rappelle l'un de mes premiers entretiens de conseils avec un couple qui venait de passer un test VIH dans le Projet San Francisco à Kigali. Le mari qui me consulte s'avère être séropositif et sa femme séronégative. Je m'adresse à l'homme et lui suggère de partager ce diagnostic avec sa femme. Il me répond avec beaucoup de violence :

« Non. Tu perds ton temps. Tu ne peux pas m'obliger et tu n'as aucun droit de parler à ma femme. Tu ne peux pas rompre le secret médical sans mon accord. »

Je ne l'ai plus revu pendant une année, mais je l'ai retrouvé à Amsterdam lors de la huitième Conférence internationale sur le sida. L'homme m'a reconnu et s'est expliqué : « Après notre discussion à Kigali, j'ai réfléchi et j'ai avoué ma séropositivité à ma femme. J'ai rejoint un groupe de militants où nous apprenons à vivre avec le VIH. »

C'était un intellectuel et la première fois, à ma connaissance, qu'un Rwandais s'engageait comme activiste de la cause sida.

Un soir de 1990, je reçus chez moi la visite de deux de mes oncles malades qui venaient chercher une assistance médicale. Ils avaient tous les deux des symptômes du sida avec une perte de poids massive. Ils se savaient atteints du virus, mais ils ne voulaient pas dévoiler leur condition à des personnes étrangères à la famille. Ils m'interpellent : « Tu travailles au Programme national de lutte contre le sida. C'est pour cela que nous sommes venus te voir en privé, tu dois connaître des remèdes pour nous guérir. » Ils sont restés trois jours à la maison avant de repartir. Je ne pouvais évidemment rien faire pour eux. Ce sentiment d'impuissance était terrible. Je les savais condamnés à mourir et je ne pouvais pas l'éviter. Je pensais à leurs épouses, probablement infectées, à mes neveux, leurs enfants. Il faut avoir vécu ce genre de drame pour réaliser l'horreur du sida.

La désinformation ?

L'une des formes de la dénégation du sida que nous rencontrons souvent est de minimiser son importance : le sida a toujours existé, mais on le dépiste seulement maintenant. Ou encore, la maladie existe, mais « on » exagère délibérément son ampleur. Félix Konotey-Ahulu est médecin, expert de la drépanocytose et professeur au Ghana. Pour se rendre compte par lui-même de la situation du sida, il décide de faire un voyage de six semaines dans vingt-six villes de seize pays africains. Son récit est publié dans plusieurs journaux médicaux en 1987 sous le titre « *Le sida en Afrique : désinformation et fausse information* ». Rétrospectivement, il y démontre surtout l'incompréhension et les préjugés qui empêchent un médecin spécialiste comme lui de « voir » l'épidémie de sida qui explose littéralement sous ses yeux. Il écrit : « *Avant l'époque du sida au Ghana, il y avait un mort par jour dans ma seule salle de soins de trente-quatre lits. Mes patients décédaient des suites de l'un des événements suivants : accident vasculaire cérébral dû à une hypertension, hématome, rupture d'un abcès amibien, hématémèse, insuffisance rénale chronique, crise drépanocytaire, septicémie, intestin perforé de la typhoïde, coma hépatique, hémoptysie par tuberculose, tumeur au cerveau, maladie de Hodgkin... Aujourd'hui, par la faute du sida, semble-t-il, on empêche les Africains de mourir de ces causes. Si des dizaines de milliers de personnes décèdent du sida (et que les Africains ne les incinèrent pas), où sont les tombes ? »*

De ses visites éclair, sur l'ampleur du sida en Afrique, Konotey-Ahulu conclut : « *Sur une échelle d'importance de 1 à 5 (de peu problématique à catastrophique), à mon avis, le sida est un problème de niveau 2 dans les pays où le sida a été déclaré à l'OMS. Au Kenya, par exemple, contrairement à de nombreux rapports, je voudrais classer le sida en 1987 au niveau 1.* »

Huit ans après la visite de Félix Konotey-Ahulu à Nairobi, 11 % des Kenyans étaient atteints du VIH. L'espérance de vie à l'âge de quinze ans avait reculé de sept ans. Konotey-Ahulu interroge plusieurs dizaines de cliniciens africains de grande renommée qui souffrent de manque de financement pour leurs recherches : *« Pourquoi les médias du monde semblent-ils avoir conspiré avec certains scientifiques pour exagérer les faits de façon si extravagante ? C'était la question la plus fréquente dans l'esprit des Africains et des Européens intelligents que j'ai rencontrés. La réponse est loin d'être facile, mais une chose est sûre : cette hyperbole journalistique s'est avérée très coûteuse en ce que les Africains à l'étranger ont été victimes de discrimination raciale et le tourisme a injustement souffert. Car le Kenya n'a pas beaucoup de problèmes avec le sida. La tension semble s'être développée entre les cliniciens travaillant en Afrique et les chercheurs financés de l'étranger. Les recherches cliniques (sur les autres maladies) sont en danger d'être stoppées dans plusieurs des pays que j'ai visités ».*

En 1987, pour estimer l'ampleur de l'épidémie, Konotey-Ahulu et beaucoup d'autres médecins se basent principalement sur les cas de sida cliniques déclarés au bureau régional de l'OMS à Brazzaville. En cette année, seuls six mille six cent trente-cinq cas sont déclarés par trente-sept pays africains. Or, depuis le début de l'épidémie, peu d'États africains ont mis en place un répertoire national de surveillance du sida. En outre, ils font de la rétention d'information par crainte d'une stigmatisation de leur population. La déclaration des cas de sida n'est pas un bon indicateur pour mesurer l'extension de l'épidémie, notamment à cause de la période qui sépare l'infection et les premiers symptômes du sida. Nous estimions cette durée à quatre ou cinq ans, faute d'avoir suffisamment de recul pour une meilleure estimation. Plus tard, elle sera réévaluée à dix ou onze ans.

La mortalité associée au sida était relativement aisée à mesurer dans les pays développés : on dispose d'un enregistrement obligatoire des cas de sida et des décès classés par cause. Ainsi, aux États-Unis, fin 1983, on pouvait déjà annoncer le millième mort du sida avec une certaine précision. En Afrique, très peu de villes possédaient un état civil fonctionnel et l'enregistrement des causes de mortalité était très déficient : par manque d'outils de diagnostic, mais aussi parce que le sida était une cause délibérément occultée. On ignorait aussi la proportion des décès qui se produisait dans la population par rapport à celle des patients atteints de sida traités à l'hôpital. Ceux-ci quittaient souvent l'hôpital pour aller mourir en milieu rural, dans leur famille, loin du regard d'autrui, protégés par la palissade du « rugo ». Lors des funérailles, les conflits éclataient à propos de la personne du couple à l'origine de l'infection. À la fin des années 1980, le programme national sida du Rwanda a créé une commission légale pour rétablir dans leurs droits les enfants orphelins nés de ces unions, et aussi pour protéger les veuves injustement accusées par la famille des maris d'être à l'origine de l'infection. Étienne Karita se rappelle aussi l'attitude de la plupart de ses patients masculins qui se savaient atteints, mais refusaient le diagnostic sida. Ils se disaient victimes d'empoisonnement ou d'une maladie du foie. Les gens éduqués avec une position sociale n'acceptaient pas que l'on révèle le nom de leur maladie.

Pour prouver la réalité et la gravité de l'épidémie en Côte d'Ivoire, à Abidjan, en 1988-1989, Kevin De Cock et son équipe du CDC ont conduit une étude sur les personnes décédées des deux principaux hôpitaux de la ville. Les résultats sont éloquents : 38 % des adultes décédés étaient séropositifs et 16 % remplissaient les conditions de la définition clinique du sida, à un moment où la prévalence du VIH dans la capitale était encore inférieure à 10 %. Généralement, lorsque 10 % de la population des villes africaines était séropositive, la mortalité générale doublait, un phénomène démographique très rare en dehors des périodes de guerre ou de famine.

La mise en cause des tests VIH Elisa

Philippe Van de Perre

En cette deuxième moitié de la décennie 1980, il est évident que le sida ravage les villes rwandaises. L'hôpital de Kigali, le CHK, déborde de patients sévèrement atteints. Dans la salle d'hospitalisation de médecine interne, il n'est pas rare d'observer un taux d'occupation des lits de près de 300 % : deux patients – souvent cachectiques et fébriles, – par lit et un autre sur un brancard adjacent ou allongé sous le lit à même le sol.

Mais cette présence obsédante des malades ne dit pas grand-chose sur l'ampleur réelle de l'épidémie de VIH dans le pays : combien sont en sursis qui viendront à leur tour gonfler le nombre des malades graves dans cinq à dix ans ? Au Rwanda, dès les premières enquêtes de prévalence, le ministre et ses adjoints remettent en question les résultats des tests sérologiques Élisa que j'effectue dans mon laboratoire.

« Qu'est-ce qui nous prouve que ces résultats positifs le soient réellement ? »

Un test de confirmation comme le Western Blot viendra, un peu plus tard, confirmer chaque cas de séropositivité VIH exprimé par le test Élisa, mais ces preuves sont balayées d'un revers de main par le ministre de la Santé :

« Des chercheurs qui connaissent la médecine tropicale ont observé que le paludisme et d'autres maladies infectieuses sont associés à des taux excessivement élevés de faux positifs avec ce test Elisa. L'examen clinique contredit votre diagnostic. Le test pratiqué comme vous le faites de façon indiscriminée est plus dangereux que l'épidémie elle-même, car cela conduit à des suicides, à la discrimination et à la perte d'emplois. Je dis que vos résultats ne sont pas fiables. Je vous défends d'en parler et de publier sans mon accord. Je vous interdis de salir la réputation du pays et l'image de la nation. On ne peut pas continuer à nous accuser de dépravation comme vous le faites.

Dans notre culture, il est impossible d'entretenir plusieurs partenaires sexuelles. La prostitution et l'homosexualité n'existent pas ici. »

Nous ressentons physiquement ce qu'« être sur le fil du rasoir » signifie. Le seul obstacle à notre expulsion semble être l'accord de coopération belgo-rwandais, les commissions mixtes et les tranches de financement qui leur sont associées. Nous comprenons aussi que la tension et l'atmosphère morbide créées par le niveau élevé de l'épidémie de sida sont doublées d'une pression accrue du régime autoritaire du Président Habyarimana et de son parti.

Comme un feu de forêt 1986-1988

Dès le milieu des années 1980, nous savons que les dés sont jetés concernant l'expansion de l'épidémie. La question inconnue reste celle du sommet que pourrait atteindre la prévalence du VIH en Afrique. Aucun expert n'ose à ce moment faire de prédictions. À part quelques pays, les programmes de prévention du VIH, tels qu'ils sont conduits, ont déjà suffisamment montré leurs limites pour espérer des changements rapides dans les comportements sexuels.

La poussée épidémique du VIH est trop forte pour être contenue par les approches naïves basées sur les approches de prévention individuelle ABC (slogan anglophone pour abstinence, fidélité et préservatif). Au Rwanda, les femmes mariées ont rapidement ajouté un D, pour le « Divorce » qui suit le C, lorsque l'épouse demande à son mari d'utiliser un condom durant les rapports sexuels. En Ouganda, un D comme « *Death* » a été accolé : le « décès », le moyen ultime d'éviter une infection. Les notions de « situations à risque » ou de déterminants sociaux des comportements ne seront élaborées qu'une décennie plus tard.

Jusqu'alors, l'épidémie semblait l'apanage de quelques pays d'Afrique centrale. La fin de la décennie sera marquée par l'élargissement rapide de la tempête sida à la plupart des populations urbaines d'Afrique subsaharienne, à des rythmes différents. On a appelé ces années « les années de cendre », en référence au grand nombre de décès qui suivait la progression du virus. Sur les routes du sida, les pays voisins d'Afrique de l'Est ont été les premiers touchés et le plus gravement. Au Malawi, la prévalence du VIH chez les femmes enceintes en milieu urbain est passée de 3 % en 1985 à plus de 30 % en 1993. Au Kenya, à Nairobi, les enquêtes effectuées de 1989 à 1991 chez les femmes enceintes montrent que les taux de VIH ont été multipliés par deux pour atteindre 13 %. À Soweto, en Afrique du Sud, 5 % des femmes enceintes sont séropositives fin 1992. Aux mêmes dates, les principaux centres urbains d'Afrique de l'Ouest sont également touchés. À Abidjan, en l'espace de quatre ans, la prévalence du VIH est passée chez les femmes enceintes de 5 % à 14 %.

La « slim disease », la maladie de maigreur

Michel Caraël

Au début de 1986, avec la réalisatrice Annie Thonon et une équipe de la télévision publique belge, nous débarquons à Kampala, en Ouganda. En dehors des questions de sécurité et de guerre civile, la capitale bruissait de rumeurs sur une nouvelle maladie appelée en luganda « siliimu », en anglais « slim disease », ou maladie de la maigreur. On nous disait qu'elle touchait surtout les hommes riches, les négociants qui commerçaient avec la Tanzanie. Le Dr John Elime de l'hôpital catholique St-Francis de Nsambya au sud de la capitale — plus de trois cents lits — nous fait visiter le service de médecine interne. Son service est bien tenu malgré la situation politique, la surcharge de patients et un équipement désuet. Il passe de malade à malade en examinant brièvement chaque personne alitée et en consultant la feuille de soins accrochée au bout du lit en fer.

« Cet homme-ci, 26 ans, récupère bien d'une malaria ; celui-ci se meurt, slim disease, comme cet autre.

Dans une salle de trente lits, environ vingt hommes et deux femmes, entre vingt et trente ans, sont atteints de ce qui ressemble fort aux symptômes du sida. La sœur responsable des soins de la salle nous emmène dans un minuscule local et nous montre les précautions que les infirmières prennent avec les patients : des gants désinfectés, des uniformes propres – mais il n'y en a pas suffisamment — et l'autoclave qui permet de stériliser les aiguilles et les seringues. Elle est consciente d'une transmission possible par le sang contaminé des malades.

Plusieurs cas de jeunes adultes hospitalisés à Kampala provenaient du milieu rural. Sur les conseils du Dr John Elime, malgré l'insécurité, nous décidons de quitter Kampala et nous partons dans le sud-ouest, à environ deux cents kilomètres, dans le district de Rakai, près de la frontière du Rwanda et de la Tanzanie. Depuis des années, cette région, sillonnée par les grands axes commerciaux vers Dar Es Salam et Kigali, a connu plus que d'autres le poids des guerres ethniques et civiles. Depuis 1978, en riposte à une invasion de la Tanzanie par les soldats du régime d'Amin Dada, l'armée tanzanienne a pris ses quartiers à Rakai, de même que les soldats ougandais du Front de libération nationale.

L'histoire nous a appris ce que génèrent les guerres et les occupations militaires en termes de santé publique, à la ville et dans les campagnes : dans le sillage des armées fleurissent la violence, la prostitution et le déferlement des infections sexuellement transmissibles. Dans le district de Rakai, si le sida se transmettait par voie sexuelle, on devait y trouver sa trace.

Notre équipe s'arrête au pied d'une colline, au bout d'une piste défoncée, sur une esplanade de terre rouge bordée d'une forêt de bananiers et de champs de haricots. On distingue, un peu partout, sous la couverture végétale, des toits de zinc scintillant au soleil. L'arrivée d'une jeep avec des Blancs suscite la curiosité. En cinq minutes, des grappes d'enfants se pressent autour du véhicule. Plusieurs chefs de famille nous entourent.

Jean, notre interprète, étudiant infirmier de l'hôpital de Nsambya, explique à la foule pourquoi nous sommes venus à Rakai depuis Kampala. On nous a parlé d'une nouvelle maladie mortelle qui affecte cette région. Elle se traduit par l'amaigrissement, les diarrhées, la fièvre, le zona, les ganglions gonflés. Elle touche surtout les jeunes adultes, hommes et femmes.

« Nous voudrions interroger les personnes qui sont atteintes si elles donnent leur accord. Nous ne sommes pas médecins, nous n'apportons pas de remèdes. »

Après quelques minutes, un jeune homme, grand, très maigre, se présente à nous. Il veut témoigner. Il s'assied dans l'herbe. Il semble fatigué. Il porte une chemise blanche et une veste orange aux manches trop courtes d'où dépassent ses poignets.

« Comment t'appelles-tu ?

— Boniface.

— Quel âge as-tu ? »

Sa mère, avec un fichu blanc sur la tête, assise à quelques mètres sous les bananiers, entourée par une dizaine de personnes et autant d'enfants, répond à sa place en donnant sa date de naissance. Il confirme : « J'ai vingt-deux ans. »

Jean, notre traducteur, lui demande depuis quand il est tombé malade.

« Cela a commencé il y a peu, en 1982. Peu après mon retour de Mwanza en Tanzanie. J'ai connu de longues périodes de fièvre et de diarrhée qui ne cessent pas, elles s'arrêtent, puis reviennent. Et aussi des taches sont apparues sur tout mon corps. »

Il enlève lentement sa veste et sa chemise et nous montre un torse décharné. « J'ai d'abord senti des démangeaisons sur tout le corps. Cela a duré quelque temps et puis ça a cessé. Peu après, des taches noires sont apparues sur mes bras et un peu sur le dos. Et même ici sur les jambes, cela continue à me démanger. »

Il dévoile ses bras et son torse où l'on voit clairement les petites verrues noires. Peu après, il retourne s'allonger sur une natte et j'interroge sa mère, seule, un peu à l'écart : « Que pensez-vous de la maladie de votre fils ? Est-ce qu'il l'a attrapée à Mwanza ?

— Ce n'est pas nécessairement là-bas qu'il a été contaminé. Aux alentours, beaucoup de gens sont affectés, les jeunes hommes, mais aussi les femmes et les jeunes filles.

— Est-ce que les gens d'ici pensent que cette maladie se transmet par les relations sexuelles ? »

La mère esquisse un sourire, un peu gêné : « Certains disent cela.

— Est-ce que c'est uniquement sexuel ?

— C'est ce que j'ai entendu.

— Vous pensez que l'on peut l'attraper comme la toux ?

— Non, non, pas comme cela. Dans les familles où certains sont morts de cette maladie, le reste de la famille se porte bien. Sauf quand une femme perd son mari, peu après elle l'attrape aussi. Mais quand l'homme ne vit pas avec une femme, personne n'est malade dans le ménage. C'est comme une maladie vénérienne, voilà ce que je vois. »

Un homme s'approche :

« Cette maladie est apparue dans la région depuis trois ans. Et depuis, elle s'étend. Quand vous êtes infecté, si on ne vous aide pas à manger convenablement, les microbes vous mangent de l'intérieur. Même si vous recevez des médicaments ou des piqûres, ces microbes continuent à vous grignoter de l'intérieur. Tout ce que vous mangez ne fait que traverser, comme si vous étiez percé de trous. Cela part de la tête, la fièvre vous saisit et, plus tard, des démangeaisons vous parcourent tout le corps. Puis, les cheveux commencent à tomber lentement, vous devenez de plus en plus faible. De plus en plus maigre.

— À votre avis, comment se transmet cette maladie ?

— Certains l'attrapent par les rapports sexuels, en fréquentant les prostituées, d'autres gens suspectent un acte de sorcellerie, peut-être après avoir volé quelqu'un. D'autres l'ont peut-être ramenée de Tanzanie. Voilà ce qu'on pense par ici.

— Est-ce que beaucoup de personnes sont mortes de cette maladie dans la région ? » L'homme opine et ceux qui l'écoutent confirment : « Beaucoup, énormément. »

On nous montre des tombes récentes sous les bananiers.

« Avez-vous trouvé quelque chose pour la combattre ?

— Rien, il n'y a rien. Il n'existe aucun remède, de Rakai jusqu'à Kampala. Même en France, où ils cherchent aussi, ils n'ont rien découvert. Rien qui pourrait tuer ce nouveau microbe. »

En quelques jours, nous parcourons à pied les collines et les bananeraies où les tombes fraîchement creusées sont nombreuses. Plusieurs familles nous font entrer dans leurs cabanes de terre et de bois et nous montrent des proches reposant sur des nattes, à l'abri du soleil et des regards. Certains sont envahis par le zona, d'autres atteints de tuberculose et de pneumonie, beaucoup de corps sont déjà décharnés par les diarrhées incessantes. Ces morts annoncées dans un dénuement absolu, nous n'avons pu les oublier et elles nous hanteront encore longtemps.

Dans cette région rurale, les informations sur ce nouveau syndrome circulent depuis plusieurs années. La population locale en parle ouvertement et de façon raisonnée. La maladie était connue et discutée dans la presse et les radios ougandaises avant l'arrivée au pouvoir de Yoweri Museveni et du MNR. La plupart des témoignages font remonter à trois ou quatre ans les étranges symptômes auxquels on a donné le nom de *slim disease*, la maladie de la maigreur, provoquée par les diarrhées. Malgré la peur de cette épidémie mortelle, la solidarité familiale semble partout présente. On n'abandonne pas les malades, les mères et les épouses restent au chevet de leurs proches, malgré la peur de la contagion. On donne aux agonisants un soutien jusqu'à la fin. Pour les habitants de Rakai, la transmission de l'homme à la femme et de la femme à l'homme est une évidence. Ils ne lisent pas les revues médicales, mais ils ont observé les cas dans les familles et se corrigent l'un l'autre quand il s'agit d'expliquer le mode de transmission de l'agent du sida. Tous s'accordent sur une transmission sexuelle, même s'il existe des désaccords sur les causes additionnelles du décès : vengeance, sorcellerie, malheur, rupture de tabous. Avant que les études rigoureuses ne soient conduites, avant que les experts scientifiques ne le démontrent, avant que les campagnes d'information ne soient lancées, dans ce district isolé, on a reconnu le principal mode de transmission. Les populations vont bientôt essayer de se protéger contre le virus.

À trois cent cinquante kilomètres de Rakai, à Kigali, au Rwanda, le suivi des femmes enceintes dans les centres prénataux montre un accroissement des taux de VIH de 3 à 5 % par an, entre 1989 et 1990, soit une nouvelle infection toutes les cinquante à quatre-vingt-dix minutes et une transmission mère-enfant toutes les six à sept heures. Cette situation est unique par son ampleur, mais, dans les autres pays de la région, l'avancée de l'épidémie est aussi très marquée.

Durant les premières années de la croissance de l'épidémie, la mortalité liée au sida passe relativement inaperçue. Beaucoup d'adultes et d'enfants meurent de « cause inconnue » ou de « longue maladie », mais rarement à l'hôpital. Les personnes atteintes du sida retournent fréquemment dans leur colline d'origine, près de leur famille : le silence et le secret sur la mort sont la règle. Personne ne connaît ou ne révèle ce qui a provoqué le décès, y compris les malades en fin de vie qui préfèrent souvent ne pas savoir. Là où les causes sont déclarées et répertoriées selon la classification de l'OMS, les études ont montré que plus de 90 % des décès imputables au sida ont été attribués de manière erronée à quatorze autres pathologies.

La mesure de l'épidémie s'appuyait essentiellement sur deux sources de données : les cas de sida cliniques officiellement notifiés au Ministère de la Santé et les résultats des sondages sérologiques parmi les populations clés. Les premiers permettent — après correction — d'estimer l'ampleur de la maladie ; les seconds, qui mesurent la séropositivité, renseignent sur l'étendue de l'infection dans la population. Les cas répertoriés ne sont que de simples indicateurs de tendance. Ils ne représentent, selon l'OMS, que 10 à 20 % des cas.

En 1986, Philippe Van de Perre propose au ministre de la Santé d'organiser, sous son autorité, une enquête nationale représentative qui devrait lui permettre d'établir les taux de VIH parmi les ménages du Rwanda. À sa grande surprise, François Muganza accepte et mobilise son ministère pour réaliser l'étude. Il confie à des proches sa certitude : *« Nous ferons taire les rumeurs et apporterons la preuve que le sida n'est pas un problème de santé publique au Rwanda. »*

L'enquête est menée dans de bonnes conditions scientifiques avec un tirage de trente groupes urbains et trente groupes ruraux, en échantillonnant les grappes par probabilité proportionnelle à la taille. Quatre-vingt-dix enquêteurs et enquêtrices du ministère sont formés. Un total de deux mille huit cent vingt personnes répond au questionnaire et accepte d'être testé. Très peu de refus sont enregistrés. Des différences considérables entre les zones urbaines et rurales apparaissent, avec une fréquence urbaine du VIH estimée à 18 % pour 1,3 % en milieu rural. Chez les personnes âgées de vingt-six à quarante ans, la prévalence du VIH dans les échantillons urbains et ruraux s'établit respectivement à 30 % et 2,8 %. Comme le secteur urbain ne représentait que 6 % du pays, une estimation de la prévalence nationale du VIH d'environ 2 % est calculée à partir de l'étude.

Ces résultats étaient compatibles avec les études conduites précédemment. Les analyses de tests Elisa et la confirmation des résultats positifs par Western Blot sont réalisées au laboratoire du CHK par Philippe Van de Perre, Déodat Mutesa et leurs assistants.

Les efforts de surveillance du sida au Rwanda ont commencé avec la création d'un système national de notification des cas dans les hôpitaux et les centres de santé, qui n'a jamais fonctionné. Après les résultats de l'enquête nationale, le ministère de la Santé a mis en place une surveillance du VIH. Les femmes enceintes qui consultent pour les soins prénataux et les patients atteints d'IST qui se présentent dans les centres de santé ont été les premiers groupes sentinelles utilisés pour suivre l'évolution de l'épidémie. Les femmes enceintes représentent relativement bien la population générale, et la plupart consultent les services de santé prénatale pendant leur grossesse. À cette occasion, un prélèvement de sang est généralement fait pour les examens de routine, comme la syphilis. Une partie du prélèvement peut servir de façon anonyme pour estimer la prévalence du VIH.

Les taux de VIH dans quatre sites de soins prénataux sentinelles de Kigali variaient, pour l'année 1988, de 21 % à 33 % et dans dix sites ruraux, ils se situaient entre 2 % et 12 %. Chez les hommes et femmes traités pour IST dans cinq sites, la médiane des niveaux du VIH s'établissait entre 57 % et 73 %. Dans aucune ville du monde, l'épidémie n'avait atteint de tels sommets.

La « disparition » des sérums de l'enquête nationale

Philippe Van de Perre

Noël 1986 approche. Le stress lié à l'organisation de la collecte des données et des échantillons de l'enquête nationale de prévalence du virus du sida est intense. J'ai eu plusieurs dizaines d'enquêteurs à suivre, des milliers d'échantillons sanguins à prélever, à traiter puis à stocker dans les conditions ad hoc. L'enquête terminée me laisse un grand vide intérieur. Marion et moi décidons de passer les fêtes de fin d'année à

Bruxelles. Déodat Mutesa, mon alter ego au Centre Hospitalier, qui était souvent l'œil inquisiteur des autorités politiques, est absent depuis plus de deux semaines. Avant de quitter Kigali, je prends soin de déplacer tous les spécimens de l'enquête nationale conservés au congélateur du laboratoire du service de pédiatrie vers celui de la clinique. Ce dernier est desservi par un groupe électrogène : cela éviterait de perdre les précieux échantillons en cas de panne de courant.

En janvier 1987, j'atterris à Kigali après des vacances réparatrices. Marion est restée quelques jours de plus à Bruxelles avant de me rejoindre. Le professeur Jean-Paul Butzler, qui m'avait précédé de quelques jours, m'attend dans le hall d'arrivée de l'aéroport flambant neuf de Kigali. Lorsque je me présente au guichet de l'immigration, le préposé jette un coup d'œil sur mes papiers d'identité et les range dans un tiroir. Sans m'adresser un mot, il passe un coup de téléphone. Quelques instants plus tard, un petit homme en civil avec des lunettes noires me prie poliment de le suivre dans un bureau sans fenêtre. On me laisse seul pendant plus d'une heure, puis cet homme, se présentant comme un colonel, m'interpelle :

« Vous aussi, en Belgique, vous avez des problèmes ethniques ? »

Je m'étonne : « J'ignore pourquoi vous me posez cette question, je ne me sens pas habilité pour y répondre. »

La conversation continue, intrusive, sans que je perçoive où il veut en venir. Mais je comprends qu'il essaie de me pousser à la faute, par exemple en suggérant que le Rwanda fait face à des problèmes ethniques. À plusieurs reprises, je lui demande : « Qu'est-ce qui justifie cet interrogatoire qui n'en est pas un ? De quoi suis-je accusé et pourquoi suis-je dans cette pièce ?

— Vous n'avez vraiment rien à me dire ? »

Suivent plusieurs heures d'interrogatoire, décousu, sur mes activités de chercheur, mon intérêt pour le sida, les raisons de mon séjour à Bruxelles, des questions entrecoupées de longues périodes où le « colonel » me laisse seul dans le bureau. Six heures passent, l'incompréhension se mêle à l'anxiété. Soudain, le petit homme réapparaît et me prie sans aucune explication de quitter le bureau.

Dans la salle des arrivées, je retrouve Jean-Paul Butzler. Après une longue attente, ne me voyant pas franchir les contrôles, Jean-Paul avait téléphoné à l'ambassade de Belgique pour signaler l'incident. Devant l'absence de réaction du personnel, il n'avait pas hésité à contacter directement le président Habyarimana et à le mettre au courant des conséquences qu'entraînerait mon éventuelle arrestation : l'Université cesserait toutes ses activités de coopération et de recherches au Rwanda. Le Président l'avait assuré qu'il n'était pas au courant de mon interrogatoire et qu'il s'agissait d'une initiative isolée qui ne se reproduirait plus.

Quelques jours plus tard, Déodat Mutesa passe enfin la tête au laboratoire. Je le prends par le bras et l'emmène devant le congélateur de la clinique du CHK. Je lui montre les échantillons congelés de l'enquête nationale, bien rangés et en lieu sûr. Je plaisante en soulignant qu'il n'a jamais été question pour moi de les détourner ou de les vendre. Il est très embarrassé : en ne trouvant plus les échantillons au laboratoire, il s'était vraisemblablement empressé de se protéger en me signalant au service de sécurité. Cet incident laissera des traces : je me rends compte que je travaille dans un milieu où mes activités sont surveillées par certains, en permanence. On veut, au mieux, m'intimider, au pire, on cherche des prétextes pour m'expulser.

Jean-Paul Butzler rencontrait régulièrement le ministre de la Santé, François Muganza pour les réunions du comité de direction du Projet Sida. Il s'agissait de faire le point sur la coopération belgo-rwandaise, notamment les nombreux problèmes liés à la paralysie des protocoles de recherche et au blocage de toutes les publications sur le sida par la commission nationale du sida. Pendant deux ans, Jean-Paul Butzler va répéter inlassablement *: « Encore merci, Monsieur le ministre, d'avoir autorisé cette publication qui fait honneur au peuple rwandais. »* Et il recevait inévitablement la réponse : *« Mais, professeur, je n'ai jamais dit que j'autorisais cette publication ! »*

Il faudra longtemps pour que les résultats de l'enquête nationale soient publiés dans une revue scientifique. Le ministre de la Santé s'y est opposé fermement après avoir pris connaissance des résultats. Il ne pouvait accepter les chiffres fournis par son propre ministère. Depuis des années, il était persuadé que l'ampleur de l'épidémie était très exagérée et que le Projet Sida manipulait les chiffres à la hausse. François Muganza n'a pas hésité à pousser la paranoïa jusqu'à envoyer discrètement à l'Université John Hopkins tous les tests de confirmation VIH réalisés dans son laboratoire national avec l'espoir de démontrer une gigantesque manipulation. Peine perdue.

Début 1987, pour inaugurer le début de la Semaine de la Santé, devant une assemblée composée principalement d'ambassadeurs et d'organismes de coopération, le ministre de la Santé prend solennellement la parole. Il déclare une nouvelle fois que les Rwandais atteints de sida doivent leur infection à leurs contacts avec les étrangers. Le Nonce apostolique, qui représente le corps diplomatique auprès du Président, se penche vers son voisin et s'exclame d'une voix suffisamment forte pour être audible « *Que cretino !* » Deux jours plus tard, le ministre était forcé de démissionner sur ordre de la Présidence. Après le décès du ministre dans un accident de voiture, son successeur, Casimir Bizimungu, a autorisé la diffusion officielle des résultats de l'enquête.

Publiée dans *The Lancet*, par le groupe d'étude rwandais sur la prévalence du VIH, l'originalité de cette étude fut largement reconnue au niveau international, notamment par le Programme mondial sida de l'OMS. C'était la première fois au monde qu'une telle enquête était conduite pour évaluer la prévalence du VIH au niveau national. Elle permettait aussi d'estimer le nombre total de personnes infectées à un instant précis, une donnée essentielle pour la mise en œuvre de programmes de prévention et de soins. Cette étude prouvait son utilité et sa faisabilité : un faible taux de refus parmi la population et un coût financier relativement bas (50.000 US dollars), presque entièrement assumé par le budget du ministère de la Santé. Ce type d'enquête, répétée à intervalles réguliers, pouvait aussi permettre d'évaluer l'impact futur du programme de lutte contre le sida et faire taire les voix encore nombreuses qui parlaient du « mythe de la transmission hétérosexuelle du virus en Afrique ».

En 1988, l'Ouganda a été le premier pays à s'inspirer de l'exemple du Rwanda. Il a été suivi par le Burundi : une enquête épidémiologique sur la prévalence du VIH a été conduite dans trois régions du pays, mais les résultats ont été soumis à un embargo par les autorités et n'ont jamais été publiés. Le bureau de l'épidémiologiste Baudouin Standaert a été fracturé et les résultats volés. Peu de temps après, Baudouin a été expulsé du pays.

Les premiers programmes de prévention du VIH 1986

Malgré les tensions persistantes avec le ministère de la Santé, la simple existence du Projet Sida a probablement favorisé une réponse plus rapide du Rwanda à l'épidémie de VIH que celle des grands pays voisins comme la Tanzanie, la Zambie ou le Zaïre. Le programme de transfusion sanguine au Rwanda a commencé en 1976 sous la forme d'un projet de la Croix-Rouge rwandaise, sous l'impulsion du Belge Léon Stouff. Dès l'origine, ce projet a reçu un soutien financier et technique de la Croix-Rouge de Belgique, en accord avec le ministère de la Santé. Un Centre National de référence fut créé à Kigali, avec trois structures régionales à Ruhengeri, Butare et Rwamagana. Le Centre national appliquait depuis 1976 le dépistage obligatoire du virus de l'hépatite B et de la syphilis.

Les études du Projet Sida parmi les donneurs potentiels de sang ont montré que 10 % d'entre eux étaient infectés par le VIH. À titre de comparaison, seulement 0,04 % des donneurs aux États-Unis étaient séropositifs à la même époque.

Grâce à Jean Nkurunziza, le directeur du Centre National de transfusion sanguine, avec l'appui technique du Projet Sida, la sécurité de l'approvisionnement de sang a été considérablement améliorée avec un dépistage systématique du VIH pour tous les dons de sang dès 1985, quelques semaines à peine après celui mis en place dans les pays européens. La Croix-Rouge a aussi modifié son recrutement en faisant appel uniquement aux dons volontaires et en collectant parmi des groupes de donneurs à faible risque, comme les jeunes élèves des écoles en milieu rural. Le nombre de centres de transfusion est passé de quatre à six. 80 % du sang collecté est prélevé en milieu rural. Trois ans plus tard, les dons de sang positifs pour le VIH ne dépasseront plus 3 %, un taux qui reste toutefois élevé. Les poches de sang contaminées sont systématiquement détruites. Le Ministère de la Santé reconnaît rapidement la nécessité de prévenir la transmission du VIH par les dons de sang chez les transfusés « innocents », à la différence de la prévention de la transmission sexuelle du VIH, moins honorable.

Le préservatif est une barrière efficace

Philippe Van de Perre

Comme coopérant belge au Rwanda, j'étais tenu de rentrer en Belgique tous les deux ans. Début 1987, à l'occasion d'un retour en vacances à Bruxelles, je décide d'évaluer la perméabilité des préservatifs au VIH, pour appuyer l'argumentaire de l'usage du préservatif comme première barrière contre la transmission sexuelle du virus. Une rapide revue de la littérature montre qu'un modèle mécanique peut être utilisé pour juger de cette perméabilité. Je conçois une suspension de 3 ml de concentré de VIH qui sera introduite dans chaque préservatif et celui-ci sera placé sur le piston d'une seringue jetable. Ensuite, le piston est actionné de manière répétée pour mimer un coït, trempé dans un milieu de culture. Au terme du coït artificiel, le liquide se trouvant à l'intérieur du préservatif sera aussi mis en culture, afin de vérifier la persistance d'un virus viable. Il ne restera plus qu'à attendre le verdict des cultures. Mais la tâche n'est pas terminée.

À Bruxelles, dans les commerces, je trouve facilement les préservatifs classiques. Mais je n'ai pas accès aux préservatifs « spéciaux », par exemple des condoms « écolos » en cæcum de mouton, utilisés dès le Moyen Âge ni aux nouveaux préservatifs renforcés, utilisés dans les rapports homosexuels, qui ne sont pas encore disponibles en Europe. Avec Marion, nous organisons une courte expédition en Hollande où la visite de sexshops, vaine du point de vue de la moisson de préservatifs, nous réserve quelques surprises de profanes. Finalement, je découvre les préservatifs naturels (Naturalamb) dans une boutique bruxelloise et mon ami Scott m'envoie des préservatifs Man-to-Man par courrier spécial de New York. Au total, six types de préservatifs seront disponibles pour l'expérimentation : quatre classiques (avec et sans réservoir, avec et sans spermicide), le Naturalamb et le précieux Man-to-Man.

Un autre problème concernait la source du virus concentré provenant de cultures cellulaires et l'endroit où les manipuler en sécurité. La réponse est apportée par Suzy Sprecher et Lise Thiry, enthousiastes à l'idée d'expérimenter de nouvelles idées.

Les essais sont réalisés sous hotte à flux laminaire dans leur laboratoire de l'Institut Pasteur du Brabant.

Le résultat est définitif : toutes les cultures cellulaires de la surface externe des préservatifs sont négatives après cinquante allers-retours du piston, ce qui indique une parfaite imperméabilité, à l'exception du NaturaLamb (cæcum de mouton) qui montre des fuites après seulement dix allers-retours. Autre constatation intéressante, le liquide interne dans les préservatifs contenant des spermicides s'avère non infectieux, ce qui suggère fortement que les spermicides (le plus souvent des produits inactivant les cellules) inhibent le VIH. Ces résultats — les préservatifs en latex sont une barrière efficace contre le VIH — seront publiés dans le premier numéro de la première revue scientifique spécialisée sur le sida, la revue AIDS, en 1987.

Le « mythe » de la transmission sexuelle

Michel Caraël

Les controverses sur l'importance de la transmission sexuelle du VIH en Afrique subsaharienne n'ont jamais cessé. J'ai connu plusieurs dialogues de sourds avec des anthropologues et, notamment, lors de conférences sur le sida à Dakar et à Abidjan : les accusations étaient multiples.

« Malheureusement, vos études n'ont pas pris en compte la possibilité que le VIH soit également transmis par des seringues infectées dans les cliniques de vénérologie accueillant les hommes et les femmes atteints d'ulcères génitaux, plutôt que par les rapports hétérosexuels. De ce fait, le lien entre le virus et les ulcères demeure ambigu.

— L'attention que vous portez aux IST montre que la recherche sur le sida en Afrique s'est centrée de manière réductrice sur les comportements sexuels ce que confirme l'absence d'études sur le rôle d'autres maladies dans la transmission du VIH.

— Vous êtes les héritiers d'une certaine culture coloniale qui fantasmait sur la sexualité des Africains, vous bâtissez une mythologie des comportements sexuels en Afrique.

— Vous restreignez la compréhension d'un phénomène complexe à une culture "africaine" qui n'existe pas, vous ne considérez

pas l'immense diversité du continent africain et ses multiples cultures très différentes. Vous négligez des facteurs comme la pauvreté, la malnutrition et les multiples infections tropicales qui affaiblissent les organismes et facilitent le développement du sida.

— Vous sexualisez une épidémie, en abandonnant les autres pistes de transmission, comme les injections non stériles et la transfusion sanguine, qui sont responsables de milliers d'infections. »

J'ai essayé tant bien que mal d'argumenter. Les études en Afrique sont déjà sans appel. La transmission du virus par la voie sanguine ne peut pas expliquer la croissance explosive des infections dans les villes ni ce qui transforme cette épidémie en pandémie. La transmission parentérale a pu jouer un rôle non négligeable durant les premières années de l'expansion de l'épidémie, mais, dès les premiers plans de lutte contre le sida, sécuriser les dons de sang volontaires et la transfusion sanguine a été la priorité. Cet aspect a fait l'objet d'investissements financiers importants tout comme la stérilisation du matériel d'injection. 70 % des premiers budgets nationaux sur le sida ont servi à prévenir la transmission parentérale du VIH. C'étaient les mesures de prévention les plus immédiatement efficaces, qui ont fait l'unanimité du corps médical et des hommes politiques.

Toute autre chose a été de dégager des financements pour la prévention de la transmission sexuelle du VIH. Très peu de programmes nationaux en Afrique ont agi pour promouvoir les changements de comportement et notamment pour accroître l'utilisation et la disponibilité des préservatifs. Les Églises chrétiennes y étaient fermement opposées. Nombreux sont les prêtres africains qui voient dans la mise à disposition de préservatifs dans la population non seulement une incitation à la débauche, mais aussi un risque direct pour la santé. L'inaction des États a permis ensuite aux conservateurs de constater que la « culture africaine » n'acceptait pas les préservatifs.

Les changements de comportements à risque ou l'organisation de programmes pour les groupes les plus vulnérables demandaient des efforts financiers soutenus, avec la participation des associations de la société civile. Pendant longtemps, la plupart des ministères de la Santé et des programmes de lutte contre le sida se sont opposés avec succès au financement des associations. Pour de bonnes et de mauvaises raisons. Les ministères de la Santé ne comprenaient pas la nécessité d'associer la société civile pour promouvoir des changements de norme sociale et de comportement sexuel. D'un autre côté, nombre d'ONG se sont lancées dans la lutte contre le sida par opportunisme, sans beaucoup de formation et sans méthode. Dans les années 1980, de nombreux programmes de « sensibilisation » ou de « conscientisation » étaient des coquilles vides ou imprégnés de slogans moralisateurs stigmatisant le « vagabondage sexuel ».

La transmission parentérale : le serpent de mer

L'hypothèse que la cause principale de l'épidémie en Afrique était liée à la sexualité a été régulièrement remise en question par plusieurs études. Les auteurs ne niaient pas la transmission sexuelle du virus, les évidences parlaient d'elles-mêmes. Mais ils relativisaient son importance et attribuaient une influence majeure à la transmission du VIH par les injections et/ou la transfusion sanguine. L'importance relative de l'utilisation du matériel d'injection non stérile dans l'épidémiologie du VIH en Afrique reste encore régulièrement sujette à discussion.

Les premières études que nous avons conduites parmi les cas de sida à Kigali et celles menées par l'équipe de Mann et Piot à Kinshasa contrôlaient systématiquement les facteurs de risque de transmission associés au sida. À l'époque, nous étions encore en terre inconnue quant à la nature de l'agent infectieux et à ses modes de transmission.

Les facteurs de risque identifiés par les études épidémiologiques menées en Europe et aux États-Unis avaient démontré les modes de transmission du VIH : les rapports sexuels, l'exposition aux produits sanguins qui se fait principalement par transfusion de sang ou par l'utilisation d'aiguilles non stérilisées et la transmission périnatale de la mère infectée à l'enfant avant, pendant ou après la naissance.

Dès janvier 1987, le Projet sida a conduit des études parmi le personnel de santé du CHK de Kigali. C'est dans ce groupe que l'on peut estimer le mieux la probabilité d'une infection par les injections médicales, en raison de l'exposition professionnelle aux patients atteints de sida et aux plaies ou blessures accidentelles occasionnées en manipulant les seringues. Nous avons comparé le personnel du milieu hospitalier à celui d'une grande entreprise de Kigali. Des anticorps anti-VIH ont été détectés chez cinquante-deux des trois cent deux hommes salariés et chez vingt-huit des cent cinquante agents de santé du CHK de Kigali. Parmi les agents de santé, aucune association entre la séropositivité VIH et l'exposition professionnelle ou accidentelle à des patients atteints du VIH ou à leurs fluides corporels n'a été identifiée.

L'analyse a montré, chez les hommes salariés, une association entre la séropositivité VIH et des antécédents d'IST, la transfusion sanguine, les injections médicales pour le traitement des IST et des fièvres. Mais ces fièvres pouvaient représenter l'un des premiers signes cliniques du VIH et donc les injections pouvaient être consécutives et non préalables à l'infection par le VIH. Les injections liées au traitement d'autres affections (ni fièvre ni traitement des IST) n'étaient pas associées à la séropositivité VIH. Notre étude montrait donc que les infections sexuellement transmissibles entraînaient une association avec le VIH et non avec les injections médicales en général. Une constatation importante de cette étude a été la fréquence inattendue des cas d'exposition au sang dans certains groupes de travailleurs hospitaliers (par exemple, chez les personnes chargées de nettoyer les salles d'opération) et l'absence de mesures adéquates de protection. Mais même dans ce contexte particulier d'exposition au sang, nous n'avons pas trouvé de preuve d'acquisition accidentelle du VIH. Les études de l'équipe de Peter Piot et Jonathan Mann à Kinshasa ont abouti à des conclusions similaires.

D'autres données, cette fois épidémiologiques, confirment ces résultats. Entre six et quinze ans, les garçons et filles sont rarement atteints d'une infection de VIH. Or, ce groupe d'âge, majoritairement inactif sexuellement, reçoit régulièrement des injections médicales et subit des scarifications. Dans une zone rurale d'Ouganda, la prévalence du VIH en 1989 était de 0,4 % parmi les enfants de cinq à douze ans, mais de 8 % parmi les adultes sexuellement actifs. La différence de niveau de prévalence du VIH entre le milieu rural et urbain est aussi un argument contre la transmission parentérale dans la mesure où les règles d'asepsie des injections sont moins facilement respectées en milieu rural.

Les injections médicales ou accidentelles ne semblent pas jouer un rôle majeur dans la transmission du VIH en Afrique centrale. Cela n'empêchait pas la nécessité d'appliquer rigoureusement les règles de sécurité et d'hygiène dans le secteur des soins. Dès la création de programmes nationaux de lutte contre le sida, en 1990, les règles de stérilisation et/ou les mises à disposition de seringues à usage unique ont été renforcées.

Les études en laboratoire ont montré que les injections avec des aiguilles et des seringues, même non stériles, sont le plus souvent incapables de transmettre une dose suffisante du virus pour provoquer une infection. Le risque de transmission après une exposition à du sang contaminé par le VIH lors d'une injection est estimé à 0,3 %. Ce risque peut s'amplifier si l'exposition est massive ou si la charge virale de la personne donneuse infectée est élevée. Il demeure très inférieur au risque d'une exposition présenté par d'autres virus, notamment celui de l'hépatite C évalué à 3 %, ou celui de l'hépatite B, à 30 %.

Dans les années 1980, l'importance relative de la transmission du virus associée à l'usage d'aiguilles et de seringues mal stérilisées par rapport à la transmission de la mère séropositive à son enfant restait imprécise. Dans le service de pédiatrie du Centre hospitalier de Kigali, les enfants étaient soumis à de nombreuses injections dans le cadre de la vaccination ou de fièvres comme en provoque la malaria. Philippe Lepage a conduit une étude spécifique pour déterminer la place des injections dans la transmission du VIH. De 1984 à 1986, son équipe a diagnostiqué chez les jeunes enfants du CHK, cent sept cas de sida ou de pré-sida. Sur les soixante-seize enfants pour lesquels ils ont pu conduire à la fois un examen médical, une étude sérologique et un entretien, dix-huit avaient une mère séronégative. Des antécédents de transfusion sanguine ont été documentés chez sept des dix-huit enfants avec une mère séronégative et chez trois des cinquante-huit enfants dont la mère était séropositive. Il n'y avait pas de différence entre les deux groupes en ce qui concerne le nombre d'injections médicales par mois de vie.

La théorie de l'usage fréquent d'aiguilles contaminées est une réponse facile et simpliste aux problèmes complexes que pose l'épidémie de VIH. Personne ne conteste que les transmissions par du sang contaminé restent un risque majeur, dès que les mesures d'hygiène en milieu hospitalier ne sont pas respectées. Des flambées épidémiques ont été décrites dans certains orphelinats de Roumanie : on y pratiquait, de manière répétée, des micro-transfusions avec du sang non contrôlé pour « renforcer l'immunité des enfants ». L'usage intensif de matériel contaminé a aussi provoqué des foyers d'infection massive du virus, toujours chez les enfants, au Pakistan, en Libye - à Benghazi - et en Russie - à Rostov-sur-le-Don.

Plus proche du bitume, plus élevé le risque d'infection

L'une de nos préoccupations était la situation de l'épidémie en dehors des villes. La grande majorité de la population au Rwanda vivait en milieu rural. Avec l'appui du docteur Bernard Le Polain, en charge de l'hôpital de Murunda, nous avons saisi l'opportunité d'une enquête de santé du Ministère de la Santé pour interroger trois cent soixante-quinze personnes et analyser leurs échantillons sanguins, dans la région rurale de Murunda, à l'écart des grands axes routiers. Parmi les adultes qui vivaient dans une zone strictement rurale, seulement 1,4 % étaient séropositifs ; 9 % parmi les adultes vivant à proximité du marché local de Gisiza ; 30 % parmi les patients qui fréquentaient le dispensaire de Murunda pour le traitement d'une IST. Dans les deux premiers groupes, la séropositivité VIH était associée à des antécédents d'IST durant les deux années précédentes et aux déplacements dans les centres urbains au cours des cinq dernières années. Les résultats montraient que la population rurale était moins exposée au risque du VIH que la population urbaine. Nous avions construit un index du risque d'infection fondé sur la distance qui séparait la colline de l'asphalte : plus on était proche de la route, plus grand était le risque d'infection. Là où l'infection à VIH existait dans les zones rurales, elle se transmettait principalement par contact sexuel avec des personnes des centres urbains. On l'observait par un taux d'infection VIH plus élevé chez les adultes vivant à proximité d'un marché accessible par la route. Il existait une étroite association entre la séropositivité de ces adultes et leurs déplacements antérieurs dans les centres urbains. Ces facteurs suggéraient que la plupart des personnes séropositives du milieu rural contractaient ailleurs leur infection. Ces résultats contredisaient l'hypothèse d'une forme non reconnue de sida qui aurait été présente antérieurement dans les campagnes.

Les frontières des réseaux sexuels

Michel Caraël

Un soir, au Centre culturel français de Kigali, le seul à disposer d'une grande salle, des centaines de Rwandaises et de Rwandais se bousculaient pour assister au concert exceptionnel de Mbilia Bel. La jeune chanteuse zaïroise, accompagnée de ses danseuses aux pieds nus, aux épaules découvertes, se déhanchait sur scène au son endiablé des guitares rythmiques. Quand elle chantait au Zaïre, Bel déclenchait les apostrophes enflammées et les danses, les spectateurs étaient debout, pris dans un tourbillon enfiévré. Mais ici, au Rwanda, le public avait les yeux rivés sur la scène et écoutait, assis et immobile, les refrains irrésistibles qui s'enchaînaient. À la fin du spectacle, il y eut des applaudissements nourris, mais de courte durée, puis la foule se dispersa rapidement dans la nuit, comme gênée par cette parenthèse trop empreinte de sensualité. C'était pour moi un raccourci saisissant de deux cultures qui abordaient la sexualité et la musique de façon très différente.

Nous allions de temps en temps à Bukavu, au Zaïre pour retrouver nos amis médecins pédiatres, Jean Balegamire et Migabo Ruchababisha.

Deux pays voisins, deux épidémies.

La prévalence du VIH à Bukavu était alors de moins de 1 %. Une situation épidémique très différente de celle de Kigali puisque, dans la capitale rwandaise, distante d'à peine 250 km, 28 % des femmes enceintes étaient séropositives, à cette époque. La propagation du virus semblait avoir été freinée à la frontière entre le Rwanda et l'est du Zaïre. Dans les hôpitaux publics de Bukavu et de Goma, nos amis médecins ne rencontraient pas ces jeunes adultes émaciés avec les signes cliniques du sida. Dans leurs services de pédiatrie, où beaucoup d'enfants allaités malnutris se présentaient, nulle indication de VIH. Nos collègues connaissaient l'afflux dramatique des patients atteints de sida dans les hôpitaux de Butare et de Kigali et s'interrogeaient : depuis quand une frontière pouvait-elle arrêter les virus ? La prévalence du VIH dans les villes de l'est du Zaïre n'atteindra progressivement 6 % qu'à la fin des années 1990, après l'arrivée massive des interahamwe et des réfugiés du Rwanda.

Les discussions portaient aussi sur la possibilité de sous-types différents de virus impliqués éventuellement dans deux types d'épidémie. Philippe Van de Perre qui suivait de près la littérature sur la pathogénicité du VIH l'affirmait : « Rien n'indique l'existence d'une base génétique différente en Afrique par rapport à l'Europe ou les États-Unis, qui expliquerait une transmission virale plus rapide. »

Les arguments échangés portaient aussi sur les comportements sexuels. En général, la probabilité de la transmission sexuelle du VIH dépend de la probabilité de l'exposition à un partenaire infecté, elle-même fonction de la prévalence de l'infection parmi les partenaires sexuels et de leur nombre. Le type d'actes sexuels avec ces partenaires influence aussi la transmission. Les enquêtes conduites au Rwanda permettaient d'affirmer qu'en milieu urbain, la proportion d'hommes séropositifs VIH déclarant des contacts sexuels avec des prostituées était dix à quinze fois plus élevée que chez les hommes séronégatifs. Michel Caraël insistait sur le fait qu'à Kigali, le premier mariage des hommes ne se produisait que longtemps après la découverte de la sexualité. Le nombre de femmes « libres » ne dépassait pas quelques milliers pour deux cent cinquante mille habitants, car la virginité des jeunes filles était une norme sociale et religieuse assez contrôlée. Cette situation représentait un réseau sexuel à très haut risque pour la diffusion d'un virus.

Quelle différence avec Bukavu ! On y trouvait une forte concentration de bars, d'échoppes et de boîtes de nuit. Pas une ruelle sans musique tonitruante, sans discussions animées et apostrophes bruyantes, sans cris d'enfants et de petits marchands. À Bukavu, la sexualité était régie par des normes culturelles moins sévères qu'à Kigali, avec une plus grande diversité dans le statut des unions. Les épouses n'étaient qu'une catégorie parmi de nombreuses partenaires sexuelles, comme « les temporaires », « les petites amies », « les demi-mondaines » et « les deuxièmes bureaux ». Les relations sexuelles s'échangeaient contre des services ou des cadeaux et pas nécessairement contre de l'argent. Les « suggar dadies », les hommes âgés plus riches, qui entretiennent des jeunes filles, faisaient partie de ces réseaux informels, plus tolérés là qu'au Rwanda. Les interconnexions étaient plus diffuses et le VIH y circulait moins rapidement que dans des relations sexuelles tarifiées avec proportionnellement un petit nombre de femmes « libres » et un grand nombre de clients masculins.

L'épidémie au Rwanda, où la prévalence du virus a littéralement explosé, semblait démontrer que les réseaux de partenaires sexuels n'étaient pas similaires d'une culture à l'autre : les caractéristiques spécifiques des réseaux sexuels importaient pour la transmission du virus.

L'hypothèse de la circoncision masculine comme protection

Au Zaïre, et notamment à Bukavu, la circoncision masculine est pratiquée par plusieurs ethnies, contrairement au Rwanda où elle est peu fréquente. Dans nos études chez les hommes au Rwanda, nous recueillions des données sur la circoncision, mais ce n'était pas simple. Certains hommes ne savaient pas s'ils étaient circoncis, certaines circoncisions étaient partielles, certains hommes se disaient circoncis, mais ne l'étaient pas, et l'inverse existait aussi. Nos études étaient transversales et non longitudinales. Elles avaient montré, en outre, un phénomène en apparence paradoxal : chez certains hommes, la circoncision avait été pratiquée, non pas dans la petite enfance pour des raisons religieuses ou rituelles, mais à l'âge adulte pour mettre fin à des IST à répétition. Chez ces adultes, la circoncision masculine reflétait des antécédents d'IST et était donc associée à un risque accru d'infection à VIH.

À l'initiative de Susan Allen du projet San Francisco, nous réaliserons plus tard une analyse des données de huit cent trente-sept hommes mariés qui s'étaient rendus dans le centre du projet San Francisco de Kigali pour obtenir un test VIH et des conseils. Parmi ces hommes, l'absence de circoncision était associée à un risque plus élevé de VIH. L'étude concluait que « la circoncision pouvait constituer une approche appropriée de réduction du risque pour les hommes exposés au virus ».

Nous débattions aussi d'un autre facteur de risque critique, et peut-être déterminant, pour favoriser la transmission hétérosexuelle : nous n'avions pas encore réussi à prouver les interactions complexes entre les IST et le VIH, mais nous supposions qu'elles jouaient un rôle majeur. Nous étions frappés par le nombre élevé d'autres IST comme l'herpès, la gonorrhée, l'infection à chlamydia, notamment chez les femmes « libres » et leurs clients. Ces IST, particulièrement celles qui provoquent une ulcération génitale, pouvaient faciliter la susceptibilité au VIH et accroître l'infectiosité de la personne atteinte. Plusieurs chercheurs et, particulièrement, l'équipe de Peter Piot à Kinshasa envisageaient aussi le rôle déterminant des IST dans la transmission du VIH.

En 1988, l'équipe de recherche sur le sida de Nairobi, au Kenya, fera une démonstration convaincante du rôle des cofacteurs pour expliquer la transmission rapide du VIH de la femme à l'homme. Ils ont étudié de façon prospective quatre cent vingt-deux hommes qui ont contracté une IST après avoir eu des relations sexuelles avec un groupe de prostituées, dont 83 % étaient séropositives. Endéans douze semaines, vingt-quatre hommes séronégatifs sont devenus séropositifs. Ces infections au VIH étaient associées au nombre de contacts avec les prostituées, à l'acquisition d'un ulcère génital et à l'absence de circoncision. L'observation, faite en Europe, que le virus du sida se transmettait difficilement de la femme à l'homme ne tenait plus en présence de puissants cofacteurs comme l'ulcère génital et l'absence de circoncision masculine.

Il faudra l'acharnement de Bertrand Auvert, de l'INSERM et de plusieurs équipes de chercheurs en Afrique du Sud, au Kenya et en Ouganda, au début des années 2000, pour démontrer, de façon irréfutable, le lien causal entre le risque de transmission du VIH et la circoncision masculine. Les hommes circoncis ont jusqu'à 50 % et 60 % moins de risque de contracter le VIH au cours d'un rapport hétérosexuel. La circoncision masculine supprime un tissu présent dans le prépuce qui est particulièrement vulnérable au virus. Elle entraîne une réduction des ulcérations génitales qui, à leur tour, facilitent la transmission du VIH.

Le succès de la capote chez les militaires

En 1986, le président Yoweri Museveni d'Ouganda avait reçu un coup de téléphone personnel de Fidel Castro qui lui aurait dit en substance : « Parmi les militaires hauts gradés que tu m'as envoyés en formation ici à Cuba, 40 % sont séropositifs. Leur formation ne servira pas à grand-chose. »

La politique à Cuba vis-à-vis du sida était alors le dépistage obligatoire pour tous les arrivants dans l'île et la mise en quarantaine ou le renvoi des personnes séropositives. Ce signal d'alarme aurait décidé Museveni à déclencher un grand programme de prévention parmi les soldats en Ouganda. Les forces armées des pays africains considéraient les données sur le VIH dans leurs rangs comme un secret d'État, à l'exception du Cameroun qui publiait régulièrement des chiffres sur la progression du VIH chez ses soldats.

La rumeur sur les nombreux décès provoqués par le sida parmi les cadres militaires rwandais s'est répandue à Kigali : on parlait d'hécatombe. Emmanuel Akingeneye, le médecin attaché à la présidence, nous convoque pour élaborer un programme de prévention. Durant la discussion, nous lui suggérons de mener d'abord une enquête sur le niveau actuel des IST au sein de l'armée nationale. Le médecin du Président nous répond : « Je vous donne l'autorisation, mais, que ce soit clair, mon nom ne doit pas être mentionné et les données recueillies doivent être considérées comme un secret militaire. Votre sécurité en dépend. »

Comme souvent en Afrique, tous les soins de santé du soldat et de sa famille étaient pris en charge par les dispensaires de l'armée. Chacun d'eux possède une fiche médicale, individuelle et confidentielle. Le nombre d'IST, d'injections pour traitement et de transfusions sanguines peut facilement en être extrait et anonymisé. Nous estimons nécessaire d'examiner et d'interroger environ quatre cent cinquante-cinq soldats cantonnés à la caserne centrale de Kigali pour obtenir un échantillon représentatif. Nous établissons un quota selon le type de régiment, comme les paras commandos, l'infanterie, le personnel administratif et même la fanfare. Chacun de ces corps d'armée pouvait avoir des comportements à risque différents.

La synergie VIH et IST

Philippe Van de Perre

Pendant deux semaines, chaque matin, Michel Caraël et moi nous rendons au dispensaire médical du Quartier Général. Les militaires sont sagement alignés dans la cour sous le soleil. Je conduis l'examen clinique et effectue un prélèvement sanguin. Après cette étape, avec l'aide d'un traducteur fourni par l'armée, Michel interroge les soldats sur les données démographiques de base et sur les facteurs de risque d'IST dans les cinq ans précédant l'enquête. Les premiers interrogatoires sont un échec : les soldats nient systématiquement le moindre facteur de risque associé à leur comportement sexuel, effrayés sans aucun doute d'être sanctionnés pour leurs relations sexuelles commerciales. C'est à peine si du bout des lèvres, les hommes mariés reconnaissent des rapports sexuels avec leur épouse. Nous décidons de procéder différemment et de revoir avec chaque soldat le contenu de sa fiche médicale avant de l'interroger. Nous détaillons individuellement chaque traitement pour IST et les langues se délient.

Lors de l'analyse, le premier facteur de risque d'acquérir une IST est l'année d'enrôlement dans l'armée. En 1981, il fallait vingt-quatre mois aux nouvelles recrues pour que 20 % de leur cohorte soit infectée par au moins une IST. Au cours des années suivantes, chaque cohorte mettait moins de temps. Ainsi, après vingt-quatre mois de service, 60 % de la cohorte de 1984 était déjà infectée. Les modalités de recrutement de ces jeunes hommes, âgés de dix-neuf ans, n'avaient guère évolué au cours des cinq dernières années. Ils provenaient tous du milieu rural et ne rêvaient que de fréquenter les bars et les prostituées qu'ils rencontraient plusieurs fois par mois. Notre analyse indiquait que les femmes « libres » de Kigali étaient, en l'espace de quelques années, devenues beaucoup plus sensibles aux IST à cause de leur séropositivité. Ce virus et les autres IST agissaient en synergie, ce qui multipliait la probabilité de transmettre le VIH et d'autres IST. Les nombreux clients masculins et le petit groupe de femmes prostituées formaient un réseau sexuel dense engendrant une spirale infernale d'infections. Les taux d'infection VIH à leur enrôlement étaient bas, mais, ensuite, pendant leur service militaire, ces taux grimpaient rapidement pour atteindre 20 % pour le contingent et plus de 40 % chez les militaires soignés pour d'autres IST, après cinq années.

Après avoir reçu notre rapport, Emmanuel Akingenye, le médecin du président, ne répond plus au téléphone. En multipliant les tentatives, nous réussissons à lui parler. Il a lu notre rapport. Il craint pour sa vie si ces résultats sont divulgués. Il nous ordonne de ne plus jamais le contacter. Il mourra quelques années plus tard dans l'explosion de l'avion qui ramenait, d'Arusha à Kigali, le président du Rwanda Habyarimana, juste après la signature des accords de paix.

Après avoir reçu les résultats, l'État-major décide d'organiser en urgence un programme de prévention des IST, basé sur des séances d'information à destination des recrues, avec démonstration de l'usage des préservatifs et leur mise à disposition gratuite. Pour évaluer les effets de cette campagne, le médecin militaire Patrick Loodts contacte Philippe Van de Perre et ils décident d'étudier la relation entre l'incidence des IST, la distribution et l'utilisation des préservatifs. Ils suivent longitudinalement le nombre mensuel de nouveaux cas d'urétrites dans onze bataillons ou compagnies tirés au sort de mai 1986 (mille cinq cent soixante et onze soldats) à octobre 1987 (trois mille six cent cinquante-trois soldats). Les résultats ont été assez spectaculaires. Avant la campagne, les nouveaux cas mensuels d'urétrites étaient de douze pour cent de personnes par mois. Seize mois après la promotion des préservatifs, cette incidence mensuelle était tombée à cinq pour cent par mois. La corrélation entre le nombre de préservatifs distribués par soldat et la diminution des urétrites était suffisamment forte pour attribuer une grande partie de cette baisse mécanique à l'usage des préservatifs, apportant la preuve que lorsque les préservatifs sont fournis, ils sont bien utilisés.

Les résultats de cette étude, pourtant publiés dans une revue scientifique confidentielle, ont été diffusés aux quatre coins de la planète : c'était la première évaluation de l'effet positif d'une campagne de prévention, basée notamment sur la distribution gratuite de préservatifs aux soldats. Les graphiques avec la baisse des taux d'IST, associée à l'utilisation croissante du préservatif, furent présentés pendant des années par Onusida, à chaque conférence internationale sur la prévention du sida. C'est que les succès de la prévention en Afrique n'étaient guère évalués et relativement rares à cette période. La plupart des graphiques illustraient le plus souvent les progrès inexorables de l'épidémie de VIH dans les pays.

Une campagne d'information sur le sida

Michel Caraël

En 1986, je suis contacté par Jean Nkurunziza de la Croix-Rouge rwandaise, un médecin affable et dynamique, qui connaît bien les arcanes du pouvoir, et Calle Almedal, un infirmier de la Croix-Rouge norvégienne. Jean Nkurunziza a facilement persuadé la Croix-Rouge norvégienne de débloquer un financement pour lancer la première campagne grand public sur l'information et la prévention du sida en Afrique. Je retrouverai Calle Almedal, plus tard, à Onusida à Genève. Ce croyant, infatigable militant des droits de l'homme, jouera un rôle considérable pour engager les Églises chrétiennes dans la lutte contre le sida et pour défendre les droits des communautés homosexuelles.

Je vais occuper pendant six mois un bureau de deux pièces dans le centre de Kigali. Avec Jean Nkurunziza et plusieurs volontaires de la Croix-Rouge, nous préparons un livret d'information sur le sida, en français et en kinyarwanda. Cette brochure se présente sous forme de questions-réponses pour le grand public et elle est illustrée par un artiste local. Une première version est pré-testée auprès d'une vingtaine d'hommes et de femmes, jeunes et adultes. Au cours de cette campagne d'éducation publique sur le sida qui durera deux ans, la Croix-Rouge rwandaise distribue vingt-cinq mille brochures en kinyarwanda. Trois mille exemplaires d'un document plus technique sont préparés pour le personnel paramédical. Des dépliants sont également élaborés à l'intention des populations à plus haut risque, telles que les prostituées, les chauffeurs routiers, les soldats et les étudiants.

La Croix-Rouge rwandaise est le principal distributeur des brochures et affiches, ce qui permet au Ministère de la Santé de ne pas apparaître en première ligne. Un panneau en kinyarwanda montre un jeune Rwandais déclarant : « Les médecins disent qu'ils n'ont pas trouvé de vaccin. J'ai un vaccin, en évitant une vie sexuelle désordonnée ». Pour les visiteurs étrangers, des affiches en langue française sont placées dans les hôtels et à l'aéroport. Le grand public peut écouter à la radio pendant six mois des spots quotidiens et six émissions d'une heure.

Peu après, une enquête post-diffusion a été conduite à Kigali. Elle a montré que la campagne d'éducation a considérablement élevé le niveau de connaissance chez les adultes urbains. Six mois après, 98 % des mille cent quatre-vingt-douze hommes et femmes interrogés savaient que le sida était une maladie et 76 % qu'elle était provoquée par un microbe ; 73 % ont entendu parler de la maladie en écoutant la radio ; 14 % l'ont appris grâce à des amis et un pourcentage plus faible par d'autres moyens, comme les brochures, la presse écrite et les agents de santé. 25 % des adultes interrogés ont déclaré un changement de comportement sexuel au cours de la dernière année à cause du sida. L'abstinence sexuelle était la mesure préventive déclarée le plus couramment, suivie par l'utilisation du préservatif discrètement promu pendant la campagne. Selon Habimana Nyirasafali, la directrice de l'Office national de la population : *« Depuis l'année dernière, nous avons constaté une augmentation considérable de la demande de préservatifs* ». Mais ceux-ci se vendaient uniquement en pharmacie, comme un produit commercial, à un prix rédhibitoire pour la majorité de la population masculine.

Lors de sa visite au Rwanda, le 9 septembre 1990, quelques semaines avant l'incursion du Front patriotique rwandais depuis l'Ouganda, le pape Jean Paul II s'adresse aux fidèles. Il recommande la compassion vis-à-vis des malades du sida et condamne l'usage du préservatif sans jamais le nommer : *« Vous devrez prendre des mesures pour développer les services sanitaires, notamment face au péril du sida... Nous n'avons à juger personne... Plus dommageables encore sont les campagnes qui font la promotion — par leur manque de contenu moral et la fausse sécurité qu'elles apportent — des formes de comportement même qui ont contribué au développement de ce péril. »*

Les organisations religieuses catholiques refusent toute allusion à l'usage des préservatifs. Elles craignent en général que cette information soit un encouragement à une plus grande liberté sexuelle. Dans les prêches des Églises chrétiennes, qui prennent en charge environ 70 % des hôpitaux et des centres de santé, l'accent est mis sur la chasteté, et le préservatif est jugé peu naturel, non conforme à la culture africaine, ce qui provoqua le commentaire furieux d'une infirmière séropositive : *« Nous devrons changer notre culture ou nous mourrons.* »

Pourtant, dans les pays où ont eu lieu les campagnes de promotion des préservatifs, les évaluations n'ont jamais montré un effet d'incitation au « vagabondage sexuel », bien au contraire. L'éducation sexuelle entraîne en général un âge plus tardif au premier rapport sexuel et un meilleur contrôle de la fécondité avec moins de grossesses non désirées chez les jeunes filles. De nombreuses études menées auprès de couples hétérosexuels ont permis d'estimer des taux d'efficacité de plus de 94 % lorsque le préservatif était utilisé correctement. Son emploi apporte une protection, mais non une garantie. Cet argument a été largement avancé par l'Église catholique et les

Evangélistes pour promouvoir exclusivement l'abstinence sexuelle et la fidélité, des messages qui ignorent largement les réalités concrètes de la sexualité humaine et qui n'ont pas démontré leur efficacité pour la prévention du VIH.

Au Zaïre, après deux années d'une campagne d'information assez intensive sur le sida à la télévision et à la radio, une enquête d'opinion à Kinshasa révélait, en 1988, que les connaissances sur les modes de transmission et de protection du VIH étaient élevées, avec 85 % de réponses correctes. Mais, seulement 22 % des hommes qui déclaraient une partenaire non régulière utilisaient un préservatif. 53 % des hommes et 63 % des femmes estimaient ne pas être à risque d'attraper le virus. Le chef du programme sida du Zaïre, Bosenge N'Galy, nous expliquait ce phénomène : *« Beaucoup de gens ne mesurent pas les risques liés à leur partenaire sexuel et se demandent encore si le sida existe. La couverture médiatique montre seulement des photographies ou des films provenant d'Europe, jamais des photos de personnes locales avec les signes du sida. »*

Les facteurs de risque au VIH dans les couples 1986-1987

En 1986, le Projet Sida a soumis au Comité national de lutte contre le sida un projet d'étude des facteurs de risque associés à des couples dont, au moins, un des deux partenaires était séropositif. Cette recherche était importante pour comprendre la transmission du virus dans les couples. De janvier à juin 1986, Michel Caraël a travaillé au Centre hospitalier de Kigali en collaboration avec les différents services dans un local attenant à la pédiatrie. Les résultats ont fait l'objet d'une publication dans la toute nouvelle revue médicale *AIDS*.

Les couples séropositifs

Michel Caraël

Début 1986, j'ai commencé à travailler à la clinique ambulatoire du CHK. L'unité de réhydratation orale me référait, après consentement, la mère qui y présentait son enfant si l'un des deux était séropositif. Le père était invité ensuite et parfois les couples venaient ensemble. Chez cent trente-huit couples séropositifs dont les deux époux/partenaires avaient été testés, la grande majorité était des unions sexuelles où les deux partenaires étaient séropositifs. Cela illustrait l'efficacité de la transmission hétérosexuelle du VIH dès lors que les rapports sexuels étaient réguliers. Dans au moins 10 % des unions, l'un des deux partenaires n'était pas atteint : une prévention était donc possible.

Une comparaison des cent vingt-quatre paires séropositives avec cent cinquante couples séronégatifs VIH a montré, chez les maris/partenaires, que l'infection par le virus est significativement associée à leurs contacts sexuels avec des prostituées et à leurs antécédents d'IST au cours des deux dernières années. Les femmes séropositives étaient moins souvent en première union et déclaraient plus d'épisodes d'IST que les femmes non infectées. Les couples positifs ou négatifs ne présentaient pas de différence significative en ce qui concerne les antécédents de transfusion sanguine ou d'injections. L'utilisation de pilules contraceptives orales était plus fréquente parmi les couples séropositifs.

La circoncision masculine était un facteur de protection contre l'infection en analyse simple, mais n'atteignait pas un seuil de signification suffisant lorsque les autres variables étaient incluses dans l'analyse.

Une analyse multivariée – où on prend en compte les interactions entre plusieurs variables en même temps- montrait que les IST, les contacts sexuels des partenaires masculins avec des prostituées dans les douze derniers mois et le nombre d'unions antérieures étaient les variables les plus significatives associées à la séropositivité des couples.

La plupart des facteurs de risque étaient ceux du mari/partenaire, suggérant que l'origine de l'infection VIH dans l'union était souvent masculine. Les femmes disaient : « Le sida, nous l'attrapons dans notre chambre à coucher ».

Cet argument s'est révélé important, car les données de l'enquête nationale montraient que les femmes de la tranche d'âge de quinze à vingt-quatre ans étaient, pour des raisons biologiques, plus souvent atteintes du VIH que les hommes. Cela a conduit certains hommes à accuser les femmes de « promiscuité » alors qu'en général les hommes ont davantage de partenaires sexuelles. Malgré cela, il est culturellement difficile, pour une femme, d'exiger le port du préservatif lors des relations sexuelles, même si elle a des doutes sur la fidélité sexuelle de son partenaire. Susan Allen montrera, dans ses enquêtes, que les femmes de Kigali ont un « devoir de procréation » difficilement compatible avec l'utilisation du préservatif. Ce faible pouvoir de négociation dans la relation sexuelle soumet effectivement les femmes, quelle que soit leur condition matrimoniale, au risque d'être infectées par leur partenaire habituel.

Parmi les mères, devant le résultat positif du test VIH transmis confidentiellement, certaines restaient silencieuses, tant le choc était grand, et elles revenaient souvent plus tard pour recevoir davantage d'informations. D'autres exprimaient une vive colère à l'égard de leur partenaire masculin ou une grande incrédulité devant le résultat du test. La plupart des femmes avaient déjà reçu une information préalable lors du consentement au test, mais rien ne pouvait les préparer au choc d'un résultat positif. Peu de femmes pensaient informer leur conjoint de leur situation, pour préserver temporairement leur vie de couple. Plus d'une mère sur trois subissait un double choc, avec l'annonce de la séropositivité de leur enfant. Pour les mères, la crainte d'être abandonnées par leur partenaire ou rejetées par leur famille était manifeste. Le sort de leurs enfants suscitait une grande anxiété.

Claire Nyirashema, conseillère psychosociale se souvient qu'à cette époque le stigma était très fort, car on liait forcément cette maladie à « une mauvaise vie » de dévergondage : *« On commençait à chuchoter derrière le dos d'une personne qui maigrissait ou qui avait une affection cutanée, en prenant bien soin de l'éviter de peur d'être contaminé. Et pour comble, là-bas, chacun connaît chacun. C'était aussi l'époque où les gens connaissaient mal cette maladie et ceux qui tombaient malades, souvent des couples, ne disposaient pas des traitements comme on en a actuellement. À la peur de mourir toujours présente s'ajoutait le fait de laisser des orphelins souvent démunis derrière eux. En effet, dans certaines familles, le père, la mère et les enfants sont morts et cela restait marqué dans l'esprit des gens. En testant les couples, on a commencé à trouver des résultats discordants chez certains. Au moment où ils recevaient les résultats, la tension montait dans la pièce et on pouvait imaginer le drame qui se préparait pour plus tard, rien qu'à la façon presque distraite qu'avaient les deux personnes de recevoir les explications et les conseils. C'était difficile à accepter du premier coup. Heureusement, on leur donnait d'autres rendez-vous. »*

Il n'y avait pas de prise en charge : aucune association, en dehors de l'hôpital, à qui référer les personnes. Les infirmières et assistantes médicales du CHK jouaient le double rôle de soignantes et d'accompagnatrices psychosociales. L'absence de tout médicament contre le sida était l'aspect le plus douloureux. Beaucoup de mères se tournaient vers la médecine traditionnelle ou vers les guérisseurs qui proposaient des potions miracles contre le sida.

Dans les quartiers à la périphérie de Kigali, on voyait parfois fleurir, au fronton des commerces, une pancarte proposant des remèdes à base de plantes contre le sida, ajoutés à la hâte aux traitements de l'hypertension, des rhumatismes, des IST ou des empoisonnements. Pas une journée ne se passe sans qu'un pays africain annonce dans la presse avoir découvert un remède. Les traitements « locaux », issus ou non de la pharmacopée traditionnelle, qui prétendent guérir le sida sont légion. Ils s'avèrent souvent efficaces pour vider le portefeuille des patients crédules, prêts à tout tenter pour sauver leur vie. Des professeurs, des médecins, des prêtres et des ministres s'embarquent sans scrupules dans ces aventures. Tous affirment avoir trouvé le remède, testé avec succès sur quelques patients après un « suivi » de quelques semaines. La presse locale sert souvent de relais à ces « découvertes ».

Etienne Karita travaillait au laboratoire national de Kigali, lorsqu'il reçut un appel téléphonique de la Présidence pour lui demander de recevoir une personne qui prétendait disposer d'un médicament efficace contre le sida. Un homme se présente un peu plus tard au laboratoire et lui explique que son remède consiste essentiellement à injecter aux malades de la bouillie de haricots et quelques herbes. Il propose à Étienne de monter une clinique, avant d'être chassé à coups de pied comme criminel.

Le désespoir et la stigmatisation qui accablent les séropositifs VIH en font des cibles privilégiées pour les vendeurs d'espoir et les faiseurs de miracles, les faux prêtres, les pasteurs évangéliques qui font état de guérisons miraculeuses grâce à la prière. Le recours à la religion est généralisé. Les décès des malades du sida laissaient derrière eux des femmes avec enfants qui tombaient fréquemment dans l'extrême pauvreté. Le programme alimentaire mondial venait en aide à ces familles et aux orphelins du sida.

À Kigali, le désarroi est général. Selon une enquête d'opinion, 60 % des femmes et 40 % des hommes estiment leur contamination inévitable. Les habitants savent que le virus se transmet par les rapports sexuels et par le sang, mais ils sont encore nombreux à croire que les piqûres de moustiques, l'eau et l'air peuvent aussi le transmettre. Une maladie qui provoque la mort d'adultes jeunes ne peut pas être uniquement une « maladie ». On soupçonne souvent, en plus de l'action du virus, le mauvais sort, l'empoisonnement et la sorcellerie. Les efforts d'information étaient insuffisants rappelle Etienne Karita : *« J'étais choqué par la façon dont le sida était présenté au public rwandais : comme une épidémie mortelle et non comme une infection que l'on peut prévenir. Cette communication provoquait davantage la peur du VIH que l'envie de prendre des mesures pour l'éviter. Les résultats des enquêtes et notamment ceux de l'enquête nationale de séroprévalence du VIH ne sont pas diffusés dans les médias locaux. L'ignorance est généralisée. Un de mes amis médecins, directeur d'une région sanitaire du Rwanda, fait un séjour à San Francisco aux États-Unis. Lors d'une conférence médicale, il entend Susan Allen évoquer l'expansion dramatique du VIH au Rwanda. Il a interrompu l'oratrice : "Les chiffres que vous citez ne sont pas réels, c'est n'importe quoi ! Le sida est un problème de santé marginal dans notre pays". À l'époque, plus de 19 % de la population adulte de Kigali était séropositive. Ce médecin, en me racontant récemment cette anecdote, voulait me faire savoir combien il était à la fois désolé et honteux. Son intervention à San Francisco reflétait l'incroyable ignorance et le déni qui régnaient au cœur même du Ministère de la Santé où l'on se sentait obligé, par une sorte de nationalisme irrationnel, de nier l'évidence de la flambée épidémique ».*

Le médicament miracle

Philippe Van de Perre

En novembre 1987, ma compagne, Marion, rejoint une amie à Kinshasa pour y passer quelques jours. La ville est en effervescence et bruisse de rumeurs sur un événement important. Un speaker de la télévision zaïroise a déclaré solennellement, pour très bientôt, « une nouvelle de nature à bouleverser l'Afrique et le monde ». Le grand quotidien bruxellois, « Le Soir », envoie en urgence la journaliste Colette Braeckman. Elle rédige un article présentant plusieurs rumeurs qui circulent à Matonge, un quartier populaire de Kinshasa : Mobutu va annoncer sa démission ; Mobutu est malade du sida ; Mobutu va réaliser son rêve et se proclamer roi du Zaïre. Le Soir titre erronément en couverture « Mobutu a le sida », ce qui vaut à la journaliste plusieurs heures d'interrogatoire serré dans les locaux de la Sûreté. Finalement, la présidence publie l'information : il s'agit de la découverte d'un traitement miracle du sida par deux professeurs, l'un zaïrois et l'autre égyptien, André Zirimwabagabo Lurhuma *et Ahmed* Shawfik.

Marion et son amie assistent à la présentation de Lurhuma, au Centre international de conférence de Kinshasa, devant un parterre de journalistes, d'hommes politiques, de diplomates et d'une marée de curieux. Le MM1 pour « Mobutu-Moubarak 1 » est un médicament qui permet une guérison en quelques jours. Il s'agit d'un pur produit de la science zaïroise. Le quotidien Salongo exalte la grandeur de cette découverte : « Il ne serait que justice qu'un tel mal, dont l'Afrique est suspectée d'être la génitrice, soit vaincu par des Africains. Des personnes réputées rebelles à la science vont aujourd'hui soulager l'angoisse du monde, quel beau pied de nez à l'argutie aryenne ».

Le traitement MM1 aurait été administré sous forme de vingt injections à dix-neuf patients en stade terminal de sida dont huit seraient toujours en vie après dix-huit mois. Les vingt malades du groupe contrôle de patients malades non traités sont tous morts. Au cours de la conférence, d'anciens cas sont appelés à témoigner, qui, évidemment, paraissent en bonne santé. Les paralytiques marchent, les aveugles voient : le monde se remet à tourner. Le MM1 s'avérera une immense escroquerie. Des personnes séropositives venues de toutes parts, et notamment du Rwanda et du Burundi, se ruineront pour bénéficier des consultations du Professeur Lurhuma à Kinshasa, en pure perte et sans aucun résultat tangible.

En 1990, l'Institut de recherche médicale du Kenya présente officiellement un traitement miracle anti-sida, le « Kemron », fabriqué à partir d'interféron alpha, une substance naturelle produite en cas d'infection virale. Il a été expérimenté sur 200 malades, mais sans aucun groupe contrôle. Les critiques internationales sur l'efficacité du traitement sont balayées, au prétexte qu'elles seraient suscitées par le caractère « africain » de la découverte. Le médicament est vendu dans toute l'Afrique pendant des années grâce à des circuits parallèles comme des cliniques privées créées pour l'occasion. Des milliers de famille de malades du sida se ruinent pour suivre ce traitement dont on démontrera par des essais thérapeutiques rigoureux, beaucoup plus tard, qu'il était inefficace.

Le « nationalisme thérapeutique » autour du sida se manifestera fréquemment sur tous les continents, et singulièrement aux États-Unis et en France. En 1985, à Paris, le ministre des Affaires sociales convoque la presse pour annoncer une découverte fondamentale, expliquée par trois médecins de l'hôpital Laennec. La ciclosporine, un médicament déjà utilisé dans les greffes d'organe pour éviter les rejets, permettrait de traiter le sida. Les résultats exposés sont basés sur un patient traité, pendant cinq jours, qui mourra un peu plus tard. Le journal Libération titre « Incontinence » et « Les médecins malades du sida » pour caractériser la caution politique prématurée d'une opération de communication, au mépris des milliers de malades du sida à qui on donne de faux espoirs.

Susan Allen et le projet San Francisco de Kigali

Michel Caraël et Etienne Karita

À San Francisco, à l'Université de Californie, en 1984, une jeune médecin pathologiste, Susan Allen, pratiquait des autopsies sur de jeunes hommes homosexuels décédés des suites de maladies résistantes à tout traitement. Elle reçoit la visite de Nathan Clumeck qui établit un parallèle avec les jeunes Africains de son centre de traitement des maladies infectieuses à Bruxelles qui mouraient eux aussi de maladies rares. Elle se souvient : « La seule différence était que les Africains étaient hétérosexuels, hommes et femmes, et présentaient des maladies opportunistes souvent différentes. Cette discussion avec Nathan Clumeck a conforté ma décision de quitter les États-Unis et d'aller examiner la situation de ces patients atteints de sida en Afrique. »

Susan parle couramment le français, elle a vécu au Liban avant de s'installer à San Francisco. C'est une personnalité remarquable, une scientifique de premier plan, audacieuse et extraordinairement dynamique. Le CHK n'avait ni laboratoire d'anatomie pathologique ni pathologiste. Susan propose au ministère de la Santé rwandais de mettre en place un laboratoire et de le faire fonctionner, ce qui est immédiatement accepté. Susan envoie des dizaines de demandes de bourse à plusieurs Fondations américaines pour explorer ce que l'on pensait être une maladie tropicale émergente. Son projet est accepté par quatre d'entre elles, avec un soutien financier de l'État de Californie qui, à l'époque, consacrait plus d'argent à la lutte contre le sida que le gouvernement fédéral des États-Unis.

Peu après son installation à Kigali, outre le laboratoire de pathologie, Susan développe un « projet San Francisco » pour étudier l'histoire naturelle de l'infection VIH chez les adultes, et décrire les déterminants de la transmission au sein des couples VIH sérodifférents (couples dans lesquels seul l'un des deux partenaires est séropositif), que l'on appelait encore séro-discordants. Avec l'accord des autorités, en 1986, Susan loue une villa au centre-ville, recrute une dizaine d'enquêtrices et de conseillères et les forme pendant plusieurs semaines sur le conseil pré et post test et le soutien psychologique et social. Les principaux services du CHK lui envoient les couples candidats au test VIH. Susan importe pour son projet à Kigali les premiers ordinateurs personnels Mac (Macintosh) dont nous bénéficions en tant que collaborateurs. C'est pour nous une vraie révolution dans la façon de gérer et d'analyser nos données. Adieu les centaines de cartes perforées qui tournaient pendant des heures dans le centre de calcul de l'Université Libre de Bruxelles, les listings interminables et les longues attentes pour chaque analyse. Finies les statistiques faites à la main avec l'aide de calculettes et de manuels aux formules mathématiques absconses.

Le Projet Sida avait montré que la prévalence de l'infection VIH dans la population urbaine du Rwanda était élevée parmi les groupes d'hommes au comportement à risque et parmi les couples dans la population générale. Le Projet San Francisco met en place un programme de conseil et de tests volontaires pour le VIH. Plusieurs milliers de femmes enceintes fréquentant les cliniques de soins prénataux de Kigali sont recrutées et suivies.

« Les femmes qui recevaient des soins prénataux constituent un échantillon commode, car ce sont généralement des personnes en bonne santé », explique Susan Allen. « Beaucoup de femmes demandaient que leurs conjoints soient également testés. Ces

tests ont révélé que 14 %-17 % des femmes testées avaient un partenaire au statut VIH différent du leur. »

En adaptant les méthodes de conseil élaborées en Californie, le groupe de Susan Allen veut apprendre aux femmes séronégatives comment convaincre leur partenaire d'utiliser le préservatif pour éviter l'infection ou, si elles étaient séropositives, comment éviter de l'infecter.

Avec Susan Allen, nous avons participé à l'étude d'un échantillon représentatif de mille quatre cent cinquante-huit femmes âgées de dix-neuf à trente-sept ans, recrutées dans les cliniques de consultations externes prénatales et pédiatriques du CHK, le seul hôpital communautaire de la ville. Le but était de comprendre les facteurs de risque sociaux et comportementaux pour l'infection VIH chez les femmes de la population urbaine.

68 % d'entre elles déclaraient un seul partenaire durant leur vie et 87 % vivaient avec un mari ou un partenaire stable. La très grande majorité des femmes identifiaient correctement les trois modes principaux de transmission du VIH. 16 % ont déclaré avoir pris des mesures pour prévenir le sida l'année précédente et la plupart l'avaient fait simplement en demandant à leurs partenaires masculins de modifier leur comportement. Seulement 7 % des femmes avaient déjà utilisé le préservatif, 68 % pensaient qu'il pouvait être dangereux.

Les 57 % de femmes qui se considéraient à risque d'infection étaient plus susceptibles de faire état d'un changement de comportement sexuel, elles étaient également plus à risque d'être porteuses du VIH. Parmi les autres facteurs qui étaient associés au changement de comportement apparaissait le fait d'avoir connu une personne atteinte du sida, d'avoir discuté du sida avec des partenaires masculins et d'avoir estimé que les préservatifs ne sont pas dangereux.

32 % des femmes étaient séropositives. Ce taux était plus élevé chez celles qui s'étaient engagées dans une relation sexuelle récemment et chez celles qui déclaraient plus d'un partenaire sexuel. Le taux d'infection s'élevait à 48 % chez les femmes célibataires (qui ne représentaient que 4 % de l'échantillon total).

Le risque d'infection était associé à un revenu financier plus élevé et à la consommation d'alcool de leurs maris/partenaires masculins. Ces deux facteurs étaient liés chez les partenaires masculins à la fréquentation accrue de prostituées et au risque d'autres infections sexuellement transmissibles.

Pour la plupart de ces femmes, le partenaire masculin était la seule source de leur infection. Les autres facteurs mineurs associés à l'infection étaient les rapports sexuels pendant les règles, les saignements non menstruels pendant les rapports sexuels et la douleur pendant les rapports sexuels. Les interventions futures devaient renforcer la perception du risque, encourager le dépistage et convaincre les partenaires sexuels masculins de réduire leurs comportements à risque.

Les Congrès africains des maladies infectieuses 1986-1987

Pour diminuer les tensions et la focalisation sur le sida, Jean-Paul Butzler et Nathan Clumeck convainquent le Ministère de la Santé d'organiser un Congrès africain des maladies infectieuses à Kigali en mars 1986, avec le soutien financier de la coopération belge. La Présidence refuse toute mention du Président Habyarimana sur les affiches de la conférence ou sur l'invitation officielle. Le programme scientifique couvre les principales infections d'Afrique centrale sous les aspects cliniques et de santé publique. Une large place est faite aux diarrhées, au paludisme, aux infections respiratoires, à la tuberculose et à la malnutrition infantile. Une journée entière est consacrée au sida. Les participations de Bosenge N'Galy, du Projet Sida de Kinshasa et des chercheurs provenant de Tanzanie, du Burundi, d'Ouganda, de Zambie documentent la progression du VIH dans la région. L'OMS a une présence discrète pendant le Congrès. L'équipe du Projet Sida de Kigali fait une synthèse des études réalisées. Michel Caraël présente les résultats des enquêtes sur les facteurs de risque au VIH des jeunes hommes migrants ruraux nouvellement arrivés à la périphérie de Kigali et Butare, et sur le sexe commercial en ville. Dès le début de sa présentation, le ministre quitte ostensiblement la séance, plusieurs participants rwandais dorment ou font semblant.

En conclusion du Congrès, le ministre de la Santé fait un long discours sur les IST et le sida. Il rejette l'hypothèse d'une origine africaine du virus et évoque une maladie importée, d'origine blanche et coloniale, comme l'ont été les maladies vénériennes durant la colonisation. Il déclare : *« L'Homme a su utiliser son sexe, non pour perpétuer son espèce, mais souvent pour assouvir ses passions charnelles. C'est cet usage abusif des organes de la procréation qui, à mon avis, a été sanctionné par la prolifération des IST, à telle enseigne que l'on assiste, dans le monde entier, à leur recrudescence et à leur diversification. L'Afrique n'est pas l'origine de tous les maux, comme la plupart le font croire, mais risque d'en être l'aboutissement. En matière de maladies transmises sexuellement, l'histoire de la peste vénérienne le prouve bien. Et je ne doute pas que ce soit la même chose pour ce syndrome qui était appelé, dans ses premières heures, le syndrome des homosexuels. »*

Grâce aux efforts de Jean-Paul Butzler et avec l'appui de la coopération belge, ces Congrès sur les maladies infectieuses se tiendront tous les deux ans à Kigali jusque 1990 et rassembleront chaque fois plus de trois cents participants. Ils ont certainement facilité le dialogue avec le pouvoir politique en montrant la contribution importante des recherches sur le sida au niveau régional et l'intérêt des collaborations scientifiques entre le Sud et le Nord.

Le deuxième congrès de 1988 faillit ne pas avoir lieu, après la publication d'un article de l'hebdomadaire allemand *Spiegel* affirmant que 20 % de la population de la ville de Kigali était malade du sida. Le journaliste allemand avait confondu les chiffres de prévalence du VIH avec les cas cliniques de sida, une confusion très fréquente à l'époque. À deux jours de l'ouverture du Congrès qui réunissait des dizaines d'experts venus de l'étranger, le président Habyarimana menace immédiatement d'annuler la conférence si le sida est mentionné. Après d'âpres négociations entre Jean-Paul Butzler et la Présidence, un compromis fut trouvé. Le mot « sida » fut remplacé dans toutes les présentations orales et dans les cinq cents brochures et affiches et remplacé par « infection VIH » et « maladies associées au VIH ». Déodat Mutesa*, Augustin Ntivilamunda et Gédéon Barima* purent présenter, avec beaucoup de précautions, les données de l'enquête nationale de séroprévalence du VIH au Rwanda.

Le renforcement des structures de la lutte contre le sida

En 1987, Philippe Van de Perre, Philippe Lepage et Susan Allen reçoivent une lettre du ministre de la Santé publique qui leur annonce qu'ils ne sont plus membres du Conseil national de lutte contre le sida dans lequel ils siégeaient jusqu'alors. Un Programme national de Lutte contre le Sida (PNLS) est créé, dirigé par Déodat Mutesa. Ce programme est conçu exclusivement en termes médicaux et dépend uniquement du Ministère de la Santé. Le ministre félicite les chercheurs étrangers pour le « remarquable travail accompli au sein de cet organe ». Philippe Van de Perre est désigné officiellement chef de service du laboratoire national de référence pour les infections à VIH et dépend directement du PNLS.

À côté de cette structure médicale, une nouvelle commission nationale consultative de Lutte contre le sida (CNLS) est mise en place pour aider le Ministère de la Santé sur la politique à mener concernant les problèmes éthiques, les dossiers d'autorisation des recherches et les publications. La présidence du CNLS est confiée à Gédéon Barima, un professeur de dermatologie dont les opinions sont notoirement négationnistes pour ce qui concerne l'épidémie de sida. Il affirmait à ses patients : « Le test n'est pas nécessaire : il n'est pas fiable et, de toute façon, ce qui est dit sur le sida et les prostituées n'est que de la propagande anti-rwandaise, ourdie par des étrangers ».

Le but louable de la création du CNLS était de mettre fin à la multitude des programmes de recherche sur le VIH, financés par les agences bilatérales et les groupes privés. C'était l'ébauche d'une nouvelle structure qui devait incorporer la société civile, d'autres acteurs et d'autres ministères que celui de la Santé. Mais sur les douze membres qui composent la Commission nationale, onze étaient des médecins et les nominations étaient politiques.

La direction du Programme de lutte est ensuite rapidement confiée à un politicien, le Dr Jean-Baptiste Butera, fondateur d'un parti écologiste qui n'était qu'un satellite du parti au pouvoir, le MNRD. Il s'agissait de donner au paysage politique rwandais un vernis de pluralisme.

Les tensions intra hospitalières

Étienne Karita

Le mercredi, certains médecins rwandais du Centre hospitalier de Kigali (CHK) sont absents. C'est le jour du marché hebdomadaire dans le Nord à deux heures de route de la capitale. Les collègues médecins qui ont une voiture y filent pour aller acheter aux producteurs des sacs de pommes de terre et les revendre en ville aux détaillants. En une seule journée, nos collègues se font presque autant d'argent que le salaire d'une semaine à l'hôpital. Certains ont aussi du bétail ou des plantations de café. Ce revenu complémentaire est nécessaire, car la vie à Kigali est chère.

La différence entre les salaires des médecins rwandais et ceux des coopérants belges est d'environ un à cinq. Cet écart financier suscite la jalousie et nuit au travail d'équipe. Le fossé entre les équipes de recherche et certains membres du personnel du Centre hospitalier de Kigali s'élargit. La dépendance des médecins rwandais vis-à-vis de la hiérarchie administrative est grande. Les médecins sont affectés à leur poste par le pouvoir central. C'est pour eux un privilège et une sécurité de travailler au CHK et cela se paie par une allégeance au directeur de l'hôpital, lui-même soumis au ministre de la Santé par une ligne directe. Le contrôle n'échappe pas au pouvoir politique. Au fur et à mesure que les projets de recherche, notamment cliniques, sur le sida se développent au CHK, les financements extérieurs attisent les convoitises.

Plusieurs grèves sont déclenchées parmi le personnel du CHK pour réclamer des primes salariales. Les recherches sur le sida dans l'hôpital se feraient « aux dépens » des soins cliniques des autres patients et entraîneraient une surcharge de travail et des frais supplémentaires pour le personnel dans son ensemble. Or, les quelques projets de recherche approuvés par le Ministère de la Santé et par la direction du CHK étaient soumis à un contrôle minutieux où le moindre service rendu par l'hôpital était facturé. Mais les rumeurs allaient bon train : la suspicion et la jalousie étaient générales, parmi le personnel, entre ceux qui participent à des recherches et touchent des primes et la grande majorité du personnel hospitalier qui n'est pas concernée. Certains paramédicaux en grève étaient mécontents de devoir participer aux « manipulations des malades sidéens, notamment les soins, les prélèvements d'échantillons, les examens, l'entretien et la préparation du matériel utilisé pour ces patients, sans être pris en considération au point de vue salarial ». Cela faisait pourtant partie du travail normal des infirmières, mais était constamment aggravé par l'afflux des hommes et des femmes affectés par le sida. Ce type de problèmes n'était pas spécifique la recherche médicale. Je l'ai observé aussi dans les projets humanitaires et dans la plupart des modèles de coopération avec des expatriés qui ont un statut financier ou social supérieur. La collaboration a toujours été difficile dans un contexte de pauvreté généralisée.

Un décillement tardif 1986-1991

La pression de plusieurs pays d'Afrique et de la région des Caraïbes pour que l'OMS crée un programme ambitieux de contrôle de l'épidémie s'accentue. Les directions régionales font remonter à Genève une profonde inquiétude devant l'immobilisme de l'institution mondiale en charge de coordonner la lutte contre une nouvelle épidémie. Les requêtes des ministres de la Santé et de nombreux diplomates affluent à Genève pour obtenir un soutien technique et financier. Halfdan Mahler, le Directeur de l'OMS et Fakhry Assaad, en charge des maladies transmissibles, n'ont plus vraiment le choix. Un programme spécial de lutte contre le sida est sérieusement envisagé à Genève au plus haut niveau fin 1986, malgré les réticences du Bureau régional de l'OMS pour l'Afrique et l'hostilité notoire de son directeur, Gottlieb Lobe Monekosso.

Le 20 novembre 1986, Dr Halfdan Mahler, lors d'une conférence de presse tenue à l'ONU à New York, déclare enfin : "Nous nous trouvons désarmés face â une pandémie dont on peut dire qu'aucune n'a jamais été plus meurtrière. L'OMS va mettre toute son énergie, ses ressources et sa créativité au service d'une tâche encore plus urgente et plus complexe que la variole, à savoir contre le SIDA dans le monde. Nous vivons un moment historique : le début de l'épidémie mondiale d'une maladie infectieuse qui, il y a seulement cinq ans, était encore inconnue. »

Comme directeur du nouveau programme, le CDC recommande à l'OMS de recruter Jonathan Mann. Il est depuis deux ans et demi à Kinshasa, avec Peter Piot, à la tête du Projet Sida. Jonathan Mann était évidemment convaincu de la réalité de la transmission du VIH par voie hétérosexuelle. Il prévoyait déjà que l'épidémie en Afrique allait devenir le *« pire désastre de notre temps »*, avec un effet majeur sur la mortalité et le développement. En deux années, il avait pu réaliser le peu de progrès accompli au Zaïre dans la lutte contre le sida : une motivation suffisante pour répondre à l'invitation de l'OMS. Jonathan Mann s'installe à Genève et prend la direction de ce nouveau programme, avec la conviction « presque religieuse » d'accomplir la tâche historique d'accélérer les réponses nationales pour contrôler cette épidémie.

Le programme spécial de lutte contre le sida (qui deviendra le programme mondial GPA) procède à marche forcée pour freiner l'évolution très rapide de l'épidémie. Jonathan Mann s'appuie sur l'expérience de Daniel Tarantola, un ancien de Médecins sans Frontières, qui a joué un rôle clé dans le programme de l'OMS d'éradication de la variole. Sous leur direction, le GPA veut rattraper cinq années perdues et créer, dans chaque pays, un cadre pour la mobilisation communautaire et le respect des droits de l'homme dans la lutte contre le sida. Jonathan croit au pouvoir de l'information et de l'éducation pour changer les comportements à risque individuels face au péril sida. Daniel Tarantola est un inlassable avocat de l'intégration des droits humains dans la santé publique.

Le premier message de Jonathan Mann est une forme de *mea culpa* collectif *: « L'attitude d'ensemble face au VIH a été marquée par une série de retards dans la lutte contre la pandémie comme dans la prise de conscience non seulement de l'ampleur de la morbidité et de la mortalité associée au VIH, mais de toutes les répercussions que la situation pouvait avoir sur les individus, la famille et la société. »*

En 1987, dans un discours prononcé devant l'Assemblée générale des Nations unies, Jonathan Mann déclare que la pandémie de sida est composée de trois épidémies. La première a été la diffusion planétaire d'un virus encore inconnu à l'époque. La seconde a été celle de l'épidémie du VIH et de la maladie de sida elle-même, qui se déclenche plusieurs années après la contamination. La troisième épidémie est celle des réactions sociales, économiques, culturelles et politiques face aux deux premières épidémies – notamment l'épidémie de discrimination à l'égard des personnes infectées.

En février 1987, André Nahmias, l'expert mondial du HSV-2, et l'Université Emory organisent à Atlanta, aux États-Unis, une conférence mondiale, coparrainée par le nouveau programme sida de l'OMS. Pour la première fois, le sida chez les enfants, les adolescents et les adultes hétérosexuels est discuté ouvertement. La réunion rassemble cent conférenciers et environ sept cents participants, dont plusieurs grandes organisations de la santé. Le Projet Sida du Rwanda fait plusieurs présentations sur la situation du VIH en Afrique centrale. La prise de conscience de l'épidémie et de la transmission hétérosexuelle du VIH fait son chemin mais les freins restent nombreux. Par exemple, en avril 1987, la Conférence des ministres de la Santé de l'Organisation des États africains exprime surtout son inquiétude que « les efforts pour prévenir et contrôler le sida ne détournent de leur objectif les ressources techniques, financières ou humaines qui ont été mobilisées pour faire face aux autres priorités de santé en Afrique ». Un souci légitime mais qui traduit aussi une incapacité à réagir devant une vague épidémique qui va modifier dans de nombreux pays tous les aspects de la santé et de la vie sociale et économique.

Le programme sida de l'OMS

Michel Caraël

En juin 1987, je quitte le Projet Sida du Rwanda pour rejoindre, à Genève, le Programme spécial sur le sida dirigé par Jonathan Mann, ce médecin épidémiologiste du CDC qui a dirigé le Projet Sida du Zaïre avec Peter Piot. Éloquent, passionné, Mann a réussi à rallier les ministres de la Santé du monde entier en quelques mois. Il a fait valoir que le sida était une maladie sociale, souvent associée à des conditions de pauvreté, d'oppression, de migration urbaine, d'inégalités de genre et de violence. Il a conçu une vision de la lutte contre le sida basée sur les droits de la personne. La lutte contre la discrimination devient un élément central de la politique internationale mise en place par l'OMS. Dès le début des années 1990, dans le « monde du sida » composé de médecins, de chercheurs, d'associations militantes et de plusieurs gouvernements, un consensus impose progressivement des réponses politiques fondées sur les droits de l'homme. Mais la réalité dans les pays est beaucoup plus complexe et la discrimination autour du sida restera un obstacle important faisant obstacle à l'accès aux tests diagnostiques et aux soins des populations les plus vulnérables.

Je débarque dans le nouveau programme installé au Siège de l'OMS à Genève : cinq personnes, confinées dans trois bureaux, souvent débordées par l'ampleur d'une tâche à mener à l'échelle mondiale, mais qui seront déjà cent onze un an plus tard. Après deux jours d'information détaillée sur le projet, je suis envoyé avec trois autres consultants — une spécialiste laboratoire, un épidémiologiste et une éducatrice de la santé — au Tchad, puis en République centrafricaine, au Congo, au Burundi et au Rwanda. Les experts engagés dans le développement de ces programmes ont pour la plupart déjà acquis une expérience de la « cause » sida, au niveau clinique ou au niveau de la société civile. Il s'agit en urgence d'aider les pays les plus touchés par le virus à développer leurs plans nationaux de lutte contre le sida. Je ne savais pas alors que je travaillerais à l'OMS puis à Onusida pendant dix-sept ans. Lors de mes missions de quelques semaines dans les pays sélectionnés, je découvre, avec un certain étonnement, les Bureaux pays de l'OMS dans la région Afrique. La plupart des représentants de l'OMS font office de diplomates et assistent, à ce titre, à toutes les cérémonies protocolaires. Ce sont souvent d'anciens ministres de la santé, qui ont fait leurs classes du temps des Colonies et qui sont experts reconnus d'une ou deux pathologies tropicales. Ces représentants âgés dirigent des « Bureaux » qui sont à des années-lumière d'un combat urgent contre la nouvelle épidémie.

Les Bureaux pays fonctionnaient sur un rythme annuel. Le plan de travail des deux ou trois médecins de ces bureaux — tenue de réunions d'experts, conception de guides et manuels — était planifié un an à l'avance et leur budget dépendait de l'approbation du puissant Bureau régional de l'OMS basé à Brazzaville. Le financement des activités était parcimonieux, les budgets largement insuffisants et distillés au compte-gouttes avec de nombreux délais. Chaque fois que j'entrais dans un de ces Bureaux, j'avais l'impression de pénétrer dans un monastère, sans doute à cause des vieux dossiers accumulés sur les étagères, de l'odeur de cire et de l'atmosphère compassée. J'essayais d'imaginer une personne vivant avec le VIH franchissant le seuil pour demander un appui communautaire. Ce serait un peu comme « la rencontre fortuite sur une table de dissection d'une machine à coudre et d'un parapluie », selon la définition du « beau » d'Isidore Ducasse.

Les ministères de la Santé des pays pour lesquels j'ai travaillé pour l'OMS, dans ces années-là, étaient le plus souvent abrités dans des immeubles défraîchis en bordure de la capitale, sous-financés et sous-équipés. Les médecins fonctionnaires étaient axés principalement sur la surveillance des maladies à déclaration obligatoire, sur le renforcement des hôpitaux et de l'équipement médical. La prévention et la participation des populations à risque à la lutte contre une maladie ne leur parlaient pas. Les dialogues avec eux sur l'épidémie du VIH ont toujours été difficiles. Ils étaient effrayés à l'idée de s'engager dans des domaines qu'ils ne maîtrisaient pas. D'un autre côté, les ministres de la Santé ne pesaient pas lourd au sein du gouvernement. Dans leur quête permanente de financement, ils étaient au mieux ignorés au pire ouvertement critiqués. Les budgets de la santé étaient notoirement insuffisants, ce qui plaçait les ministres et leurs adjoints sous la dépendance des donateurs bilatéraux, en général les anciennes puissances coloniales, et les Missions chrétiennes. L'OMS bénéficiait de la bienveillance des autorités nationales, mais avait très peu de pouvoir.

On ne pouvait imaginer contexte plus défavorable pour affronter une épidémie aux déterminants largement soci-ccomportementaux. Comme consultants envoyés par le GPA de Genève, nous n'avions aucune autonomie de décision dans les pays et notre pouvoir d'influence reposait uniquement sur l'espoir que notre activité faciliterait de nouveaux financements extérieurs. La collusion évidente au niveau de chaque État entre les ministères de la Santé et les Bureaux pays de l'OMS rendait vaine et dangereuse toute réflexion critique sur les politiques nationales.

Au Rwanda, notre équipe de consultants est reçue par Jean-Baptiste Kanyamupira, le secrétaire général du ministère de la Santé qui nous interdit immédiatement de rencontrer les chercheurs et médecins du Centre Hospitalier de Kigali. Une situation inconfortable dans mon cas, puisque je loge chez Philippe Van de Perre. Nos déplacements et le choix de nos interlocuteurs sont contrôlés par le Ministère. Nous sommes constamment accompagnés. Je fais personnellement l'objet d'une surveillance rapprochée. Les informations de base sur l'épidémie nous sont fournies parcimonieusement par le Programme national comme s'il s'agissait de secrets militaires. Les membres du PNLS réclament immédiatement la construction d'un nouveau bâtiment à Kigali pour abriter la future commission nationale de lutte contre le sida, qui comporte des représentants de plusieurs ministères comme l'Éducation, l'Intérieur, et le Tourisme. Ils veulent aussi obtenir plusieurs minibus pour acheminer à Kigali les médecins de la commission de Butare et Ruhengeri. Néanmoins, le plan stratégique que nous élaborons avec eux et avec deux associations de la société civile, la Croix-Rouge rwandaise et l'Office national de la population (ONAPO), couvre la plupart des aspects de la lutte contre le virus. Il s'agit de prévenir la transmission sexuelle et par la voie sanguine, de sécuriser l'approvisionnement des transfusions de sang et d'assurer la stérilisation du matériel d'injection. Un important volet concerne la prévention de la transmission du VIH de la mère à l'enfant. Les grandes lignes d'action sont détaillées et budgétisées. En juillet 1987, une réunion des bailleurs de fonds est organisée à Kigali pour financer ce plan stratégique que nous avions aidé à formuler : huit millions de dollars sont mobilisés sur cinq ans. Ces moyens supplémentaires sont loin d'être à la mesure de cette épidémie mortelle en pleine expansion.

L'absence de participation de la société civile

Ultérieurement, les premiers cadres stratégiques du programme mondial sida de l'OMS ont été critiqués pour leur aspect vertical et « standardisé ». L'historien John Iliffe a affirmé plus tard : *« Les plans ont été élaborés dans les pays comme on élève des poulets en batterie. Les consultants de l'OMS ont cherché à imposer des structures identiques en étouffant les initiatives locales. »*

Des initiatives locales, il n'y en avait guère dans les pays visités par les consultants du programme sida de l'OMS. Il s'agissait d'aider les pays à mettre en place les structures et les mécanismes dans l'urgence et à court terme. Les plans d'action à moyen terme plus détaillés sont venus deux ou trois ans plus tard. Le respect des droits humains et la lutte contre la discrimination à l'égard des personnes vivant avec le VIH étaient une condition non négociable, mais c'était la seule.

La lutte contre l'épidémie de sida à l'échelle mondiale nécessitait de définir un cadre qui corresponde à la dynamique d'expansion de cette épidémie. Celui-ci ne comportait que les têtes de chapitre essentielles. Les actions programmatiques concrètes étaient définies par les partenaires nationaux et, notamment, par les rares organisations naissantes de la société civile qui peinaient à faire entendre leur voix. La coalition des patients, militants et médecins, qui transformait en lutte politique la maladie du sida, ne s'est pas forgée en Afrique durant ces premières années. Dans la plupart des États, les organisations de la « société civile » étaient contrôlées par les partis gouvernementaux et n'étaient ni indépendantes ni réellement actives.

De 1987 à 1991, l'accélération des réponses nationales à l'épidémie est considérable : on est passé de dix-sept pays avec des plans nationaux de lutte contre le sida à cent vingt-cinq pays. Le problème pour l'OMS n'était pas seulement d'assurer l'appui technique, la coordination ou le contenu des programmes nationaux, mais surtout d'affronter le désintérêt de l'État et de ses institutions. Et les grandes questions que posait un programme vertical restaient celles de la décentralisation et de l'intégration des activités aux structures de santé.

Pendant la décennie 1990, les ministères de la Santé se sont opposés au financement et à la participation des communautés à la lutte contre le sida : ce que GPA essayait de mettre en place. Le monde médical curatif dominait les ministères de la Santé. Les besoins de soins de santé de base restaient intenses et les infrastructures largement insuffisantes. Les financements devaient donc rester sous contrôle du Ministère de la Santé. Il n'était pas question de « partager les rares ressources » avec des ONG ou avec les associations communautaires ni d'ailleurs avec d'autres ministères comme l'Education ou l'Information: l'inverse de la politique prônée par le Programme mondial de lutte contre le sida.

Dans la plupart des pays africains, les personnes vivant avec le VIH n'avaient pas encore formé d'associations et n'avaient pas de voix publique. Les initiatives locales pour militer contre la stigmatisation ou pour la prévention de l'infection étaient rares.

L'Ouganda d'après la révolution sera l'un des premiers pays d'Afrique à se doter d'équipes scientifiques entièrement dévolues à l'étude du sida et d'un programme national de lutte contre le sida extrêmement actif. Contrairement à d'autres pays, les pouvoirs publics y ont facilité la prise de parole et l'engagement des personnes atteintes, brisant, par la même occasion, le cercle fatal entre la culpabilité, la honte et l'exclusion. TASO, une association de soutien aux personnes séropositives, naît dès 1987. À sa tête, Noreen Koleba, une jeune femme dont le mari était mort du sida, a développé une initiative de prise en charge des patients en enrichissant les techniques de conseil. Ce projet encadrait les candidats au test VIH avant, pendant et après l'annonce du résultat sérologique. Cela se passait dans un environnement où les jeunes cadres du nouvel État considéraient la lutte contre le sida comme une cause nationale. Quelques années plus tard, cent cinquante permanents et deux mille bénévoles à travers le pays se mobilisent autour de la jeune femme. L'Ouganda est le pays d'Afrique – avec le Rwanda — où les tests de dépistage volontaire du VIH sont encore les plus nombreux. Des organisations communautaires comme TASO sont devenues des modèles pour les pays environnants.

Des années plus tard, Noreen rejoindra Onusida, le programme conjoint des Nations unies contre le sida et Michel Caraël collaborera avec elle dans le domaine de la prévention et de la mobilisation de la société civile. Noreen avait perdu douze personnes de sa famille proche à cause du sida et elle a pris en charge quatorze orphelins du sida, en plus de ses quatre enfants.

Au Zimbabwe, des associations et des groupes de soutien aux personnes séropositives émergent. L'Association des femmes africaines face au sida est soutenue par Sally Mugabe, l'épouse du président qui, lui, mettra des années avant de s'exprimer sur l'épidémie. Les actions locales peu nombreuses, souvent religieuses, s'organisaient surtout autour du soutien psychologique et social des malades. Les perceptions locales très négatives du sida entraînaient l'isolement chez ceux qui en souffraient. Les tests VIH étaient pratiqués par le personnel médical à l'insu des malades. Les résultats ne leur étaient donc jamais communiqués.

Aux États-Unis et en Europe, les associations de malades du sida avaient considérablement influencé le pouvoir politique et le monde médical, notamment en matière de prévention. L'impuissance médicale avait ouvert la voie à une grande mobilisation de malades. Dès juin 1983, à Denver aux États-Unis, un mouvement de personnes vivant avec le VIH était créé. Les « Principes de Denver », adoptés lors du deuxième Forum national sur le sida, recommandent que toute l'aide possible soit apportée aux personnes vivant avec le virus dans leur lutte contre la stigmatisation et la discrimination liées au sida. Les Principes déclarent également que les personnes atteintes de VIH doivent être impliquées à tous les niveaux de prise de décisions pour les problèmes qui les concernent. Mais la plupart des associations de lutte contre le sida d'Occident gardent les « yeux clos » sur l'épidémie de sida qui ravage l'Afrique. En 1992, Act-up Paris mène plusieurs actions avec une vingtaine d'organisations qui, ensemble, se mobilisent pour le droit des malades étrangers en France. Une campagne au titre évocateur « *Étranger : la valise et le cercueil* » aboutit en 1997 à l'interdiction d'expulser les étrangers malades du sida.

Le silence sur le sida prévalait aussi en Afrique, chez les dirigeants et parmi les personnes atteintes. À Kigali, nous avons, sans succès, cherché pendant des mois des personnes séropositives qui accepteraient de témoigner dans les médias pour donner un visage à l'infection. Ici, au Rwanda, pas de « communautés », d'associations de personnes séropositives prêtes à occuper l'espace public. La crainte de la stigmatisation était maximale. Les personnes atteintes de la maladie se savaient condamnées. La profession de conseillère-infirmière ou assistante psycho-sociale, en majorité tenue par des femmes, n'existait pas encore. La plupart des médecins du Rwanda se déchargeaient souvent des annonces de séropositivité sur les infirmières ; ils se sentaient incapables d'entamer un dialogue avec les patients. Il faudra attendre le développement du Projet San Francisco de Susan Allen, puis la création d'un Centre de test et de dépistage gratuit financé par le Canada en 1990 pour que quelques dizaines d'assistantes sociales et d'infirmiers soient formés.

Le congrès de Naples

En octobre 1987, près de deux ans après le cri d'alarme lancé à Bruxelles, puis à Paris lors de la deuxième conférence internationale sur le sida de 1986, se tient enfin, à Naples, le deuxième symposium international sur le sida et les cancers associés au sida consacré à l'Afrique, avec la participation de six cents scientifiques, chercheurs et responsables africains des nouveaux programmes de lutte. Les pays africains les plus touchés fournissent des données crédibles qui permettent d'appréhender l'expansion du VIH. Largement propagé dans la presse internationale, le mythe d'une épidémie confinée à quatre groupes à risque est ouvertement débattu et dénoncé.

Le Programme de lutte contre le sida de l'OMS orchestre l'agenda du Symposium. Il finance la participation de vingt-six chercheurs issus des pays africains les plus touchés par l'épidémie. Jonathan Mann préside plusieurs séances sur la prévention et le contrôle de l'infection VIH. Mais Harold Jaffe, porte-parole du CDC, avait encore déclaré peu avant la conférence : *« Les personnes réellement exposées au danger restent les homosexuels, les toxicomanes et les hémophiles. En dehors de ces catégories et donc, pour la majorité de la population, le risque d'infection par le virus du sida est pratiquement nul. »*

Harold Jaffe se basait sur le fait qu'aux États-Unis, seuls mille neuf cent soixante-quatre cas de sida ayant comme unique facteur de risque les contacts hétérosexuels avaient été déclarés au CDC. Ce qui représentait moins de 4 % des cas de sida répertoriés dans ce pays fin 1987. Ses propos ont immédiatement suscité la colère de nombreux participants. Nathan Clumeck s'exprime en plénière sur les leçons que l'on peut retirer de la situation épidémique en Afrique : *« Il ne peut y avoir d'illusion : cette épidémie sera une hécatombe. Ce sera une vraie régression pour l'Afrique avec des villages désertés, peuplés de grands-parents et d'enfants orphelins. Les conséquences sociales et culturelles seront considérables. Et ce qui se passe en Afrique avec la transmission hétérosexuelle du virus est peut-être ce qui nous attend dans un futur proche, si rien n'est fait* ».

Le Dr Kapita, un clinicien renommé de l'hôpital Mama Yemo à Kinshasa, fulminait, lui qui refusait tous les jours, faute de place, des jeunes patients, hommes et femmes émaciés, dans son service. Il était notoire que les cinq mille huit cent trente cas officiels de sida déclarés au Bureau régional de l'OMS sous-estimaient largement la fréquence des infections. « *Combien de millions de morts faudra-t-il pour reconnaître enfin l'ampleur de cette tragédie ?* » Nos collègues du Projet Sida présentent une synthèse des études cliniques sur le sida qui montre l'ampleur et les ravages de la maladie au Rwanda.

Une étape est franchie. Le sida « *change le/de sexe* » selon le titre du journal français « Libération » et la reconnaissance de la transmission hétérosexuelle du virus du sida en Afrique semble enfin acquise. Des programmes de contrôle spécifiques pour les hommes, les femmes, les jeunes et les enfants peuvent enfin être élaborés et mis en place.

Les publications médicales scientifiques consacrées au sida, relativement rares les premières années, augmentaient au même rythme que l'épidémie, mais aussi de façon très inégale. De vingt-quatre articles en 1982, on est passé à huit mille trois cents en 1990. Sur le total des dix-huit mille articles scientifiques sur le sida recensés dans le monde pendant ces années, 80 % sont publiés en anglais, 6 % sont consacrés à la prévention et 3 % concernent les recherches menées sur le sida en Afrique, alors que l'épidémie y fait rage.

La transmission du VIH de la mère à l'enfant allaité 1986-1993

Depuis la description des cas de sida pédiatrique aux États-Unis par James Oleske en 1985, il semblait évident que le virus pouvait se transmettre de la mère à l'enfant. Mais on ignorait encore les risques et les modes précis de transmission, de même que la présentation clinique de l'infection chez l'enfant.

Dès 1986, la première cohorte prospective, observationnelle, d'enfants nés de mères infectées par le VIH (ETME) est mise en place au Rwanda sous la conduite de Philippe Lepage et de Philippe Van de Perre, avec le soutien financier de la Commission européenne. Sur neuf cent deux mères enrôlées dans l'étude et testées, deux cent soixante-treize (30 %) sont séropositives. Deux cent deux enfants nés de mère séropositive sont comparés à autant d'enfants nés de mère séronégative. Ils sont tous recrutés à la naissance et suivis mensuellement, à la fois d'un point de vue clinique et biologique.

Le diagnostic précoce du VIH chez l'enfant ne peut pas être posé avec un test sérologique. En effet, les anticorps maternels traversent le placenta pendant la gestation et sont détectables dans le sang de l'enfant dès la naissance, qu'il soit ou non lui-même infecté. Nous mettons au point, avec Arlette Simonon, le premier test de PCR (polymerase chain reaction) en Afrique. Ce test a l'avantage de détecter l'ADN viral intégré dans les cellules de l'enfant. Un test positif signifie à coup sûr que l'enfant est porteur du VIH.

La cohorte ETME permet la première mesure du taux de transmission du VIH de la mère à l'enfant allaité : il est de l'ordre de 30 % à un an de vie du nourrisson. Schématiquement, 10 % pendant la grossesse (surtout au cours des derniers mois), 10 % pendant le travail et l'accouchement et 10 % après la naissance, probablement via l'allaitement. Le risque de transmission est plus élevé lorsque la mère a atteint un stade clinique avancé et que son système immunitaire est déficient.

La présentation clinique de l'infection pédiatrique par le VIH est aussi détaillée et caractérisée, car le traitement médical des enfants séropositifs avait pris beaucoup de retard. Les enfants qui vivaient avec le virus sont encore restés longtemps une « tache aveugle » de l'épidémie.

Il s'agit d'une étude de cohorte de grande envergure, mobilisant Philippe Van de Perre, Philippe Lepage et ses collègues pédiatres : Jean Nsengumuremyi, Anatolie Bazubagira et Deo-Gratias Hitimana. Ce sera aussi l'occasion d'une collaboration avec des chercheurs de l'université de Bordeaux, comme Philippe Msellati, François Dabis, et Roger Salamon qui apportent leur expertise en épidémiologie et en bio statistique. La cohorte ETME fournira de précieux résultats pendant plusieurs années à un groupe de recherche international, le « groupe de Gand », soutenu par la Commission européenne. Ces chercheurs favoriseront d'autres études prospectives qui feront rapidement progresser les connaissances sur la transmission mère-enfant du VIH dans le monde.

Les conséquences de l'infection de la mère par le VIH sont dramatiques. Nous pressentons déjà que le sida laissera dans son sillage des millions d'orphelins du sida, c'est-à-dire des enfants qui ont perdu leur mère avant l'âge de quinze ans. Un grand nombre de ces orphelins de mère le sont aussi de père. Pour les enfants nés de mères séropositives, qu'ils soient infectés ou non, la mort de la mère représente un facteur qui aggrave la mortalité infantile.

Parmi les différents modes de transmission du VIH de la mère à son enfant, quelle était l'importance de l'allaitement maternel ? Une voie anecdotique ou significative du VIH ? Philippe Lepage et Philippe Van de Perre avaient gardé à l'esprit l'hypothèse qu'à l'instar de plusieurs rétrovirus animaux, comme le visna-maëdi et le virus de la leucémie bovine, le VIH puisse se transmettre par l'allaitement maternel. Un cas de transmission du VIH avait été décrit en 1985, en Australie, par John Ziegler, chez un enfant dont la mère avait acquis le virus par transfusion sanguine après l'accouchement : ce qui excluait une transmission in utero et posait la question d'une transmission éventuelle par l'allaitement. Dans les années suivantes, une poignée d'autres cas ont été décrits, dont l'un par notre équipe, sans qu'il soit possible de prendre la mesure de l'ampleur du phénomène.

Au sein du Projet Sida, Philippe Van de Perre et ses collègues poursuivent l'idée d'une acquisition possible du VIH chez les mères après l'accouchement et d'une transmission secondaire à l'enfant par l'allaitement. Le groupe contrôle de femmes non porteuses du VIH à l'accouchement, étudié précédemment dans le cadre de l'ETME, pouvait permettre d'étudier le rôle de l'allaitement dans la transmission du virus à l'enfant. L'outil diagnostique de la PCR qui avait été mis au point dans le laboratoire de Kigali permettait d'affirmer la présence du virus chez un enfant et, en cas de prélèvements sanguins multiples, permettait même de dater assez précisément le moment de l'acquisition du virus.

Nous avons donc suivi deux cent douze mères et leur bébé. Seize mois après l'accouchement, seize mères sur les deux cent douze mères séronégatives étaient devenues séropositives, ainsi que neuf de leurs enfants, au cours de la période d'allaitement. Un des enfants infectés aura un test PCR positif à la naissance, suggérant ainsi une transmission en toute fin de grossesse (pendant la probable séroconversion de sa mère). Tous les cas de transmission à l'enfant survenus après leur naissance ont été observés dans les trois mois suivant l'acquisition du VIH par les mères. Ainsi était confirmée l'hypothèse que le colostrum — le lait le plus précoce des premiers jours — et le lait maternel étaient des voies efficaces de transmission du VIH de mères récemment infectées à leur bébé. En cas d'infection primaire chez une femme allaitante, environ un enfant sur trois acquiert l'infection par l'allaitement maternel.

Cette étude publiée en 1991 dans le *New England Journal of Medicine* aura un retentissement international considérable. Le magazine américain *Time* titre : « *Is breast really best ?* » L'allaitement au sein est-il vraiment ce qu'il y a de mieux ?

Philippe Van de Perre apprit par un ami américain que l'ambassade des États-Unis à Kigali avait été discrètement encouragée à enquêter sur ses liens éventuels avec l'industrie des substituts au lait maternel. Comme vis-à-vis de la transmission hétérosexuelle quelques années plus tôt, la description d'un nouveau mode de transmission du VIH est très mal venue et beaucoup d'experts préfèrent ne pas y croire.

La communauté scientifique a ainsi mis quelques années à accepter l'évidence : non seulement la transmission par l'allaitement existait, mais elle était loin d'être anecdotique. On parle ici de centaines de milliers d'infections par le VIH qui peuvent être évitées.

En février 1992, dans une lettre au *New England Journal of Medicine,* en réponse à l'article de Van de Perre et de ses coauteurs, les experts américains les plus connus en nutrition infantile, Derrick Brian Jelliffe et sa femme, Patrice, réagissent violemment : « *Face à l'invasion du VIH, l'article ne mentionne pas les capacités démontrées antivirales du lait maternel... Le sida est un fléau en Afrique centrale comme ailleurs. On a prouvé que la transmission verticale in utero et intra partum est un triste mode de transmission majeur avec une estimation d'un million d'enfants africains nés avec le VIH. Le rôle de l'allaitement dans la transmission reste douteux et au pire minuscule.* »

Dans leur réponse aux critiques des Jelliffe, Van de Perre et ses co-auteurs comparent le nombre d'enfants atteints du VIH aux États-Unis et pour Kigali en 1990 : respectivement mille huit cents et mille cinq cent soixante enfants, alors que Kigali compte six cent vingt-cinq fois moins d'habitants que les États-Unis. À Kigali, 13 % de cas de transmission du VIH aux enfants sont provoqués par l'allaitement, à la suite d'une séroconversion de la mère allaitante, et 0 % aux États-Unis. Les auteurs concluent : « *Ce qui paraît peut-être minuscule dans le contexte américain ne l'est pas dans des populations où la transmission hétérosexuelle du VIH se répand rapidement.* »

Dès 1992, une analyse combinée des données de quatre études internationales chez des mères infectées par le virus durant l'allaitement indiquait que le risque de transmission à leur bébé avoisinait 29 %, une valeur proche de notre estimation. Une autre étude montrait que le risque de transmission était de 15 % plus élevé si une femme atteinte de VIH allaitait son enfant au sein. L'ETME permettra aussi de préciser certains mécanismes biologiques de la transmission du VIH par l'allaitement, en identifiant la réponse immune maternelle (les anticorps dans le lait) et la quantité de virus intégrés dans les cellules du lait : deux facteurs suspectés d'être des déterminants importants. Ces résultats seront décrits dans *The Lancet* en 1993. Comprendre les mécanismes de la transmission du VIH par l'allaitement allait permettre de proposer et d'évaluer des interventions de prévention applicables dans un contexte donné, comme l'usage d'antirétroviraux, l'abrégement de la durée d'allaitement ou le recours à l'allaitement artificiel.

Au Rwanda, comme dans les pays voisins, l'allaitement maternel est de longue durée, près de deux ans en moyenne et de dix-huit mois en milieu urbain. Les pays de l'Afrique des Grands Lacs constituent la région du monde où l'allaitement exclusif (administration du lait maternel seul, à l'exclusion de tout autre liquide ou solide pendant les six premiers mois de vie), préconisé par l'OMS, est le plus répandu. L'allaitement a des avantages incomparables dans le monde entier, mais plus encore dans un environnement de pauvreté et d'hygiène médiocre. Il est un élément moteur de la survie de l'enfant et il a été estimé que la simple application de l'allaitement exclusif permettrait de diminuer la mortalité chez l'enfant de 13 % sur l'ensemble du globe. Non seulement en raison de la composition nutritionnelle exceptionnelle du lait maternel, mais également grâce à son pouvoir anti-infectieux contre les diarrhées et les infections respiratoires. Ce qui favorise la maturation des défenses immunitaires du nourrisson. L'allaitement prolongé participe aussi au développement psychomoteur du nourrisson. Après l'accouchement, grâce à l'allaitement, la mère prolonge son aménorrhée et cette infécondité temporaire lui permet un espacement « naturel » de ses grossesses.

Le dilemme de l'Unicef 1991-1994

La découverte de la transmission du virus du sida au nouveau-né lors de l'allaitement par le Projet Sida au Rwanda heurte de front une stratégie mondiale de santé lancée peu avant par l'Unicef, avec l'appui de l'OMS : réduire la mortalité infantile et juvénile en renforçant notamment les pratiques d'allaitement. En opposition aux recommandations de l'UNICEF et de l'OMS en faveur de l'allaitement maternel, les panneaux publicitaires et les autres médias incitaient les mères à rendre leurs enfants forts et sains en les nourrissant avec des laits industriels. Les brochures distribuées dans les maternités vantaient les substituts du lait maternel qui facilitaient le retour des femmes au travail. Par des campagnes de publicité agressives et des prix attractifs, les industriels tentaient de pénétrer les marchés émergents des grandes villes. Les firmes multinationales, comme Nestlé, avaient réussi à faire reculer l'allaitement au sein au profit des substituts industriels du Bangladesh au Chili, en passant par l'Afrique.

En 1981, l'adoption par l'OMS du Code international de commercialisation des substituts du lait maternel marque un tournant. L'Unicef et de nombreuses ONG lancent l'initiative « Hôpitaux amis des bébés ». Elle vise à limiter la distribution gratuite ou à bas prix de substituts du lait maternel dans les maternités et à fournir un accompagnement de qualité aux mères qui allaitent.

En 1982, James Grant, le directeur général de l'Unicef, lance une campagne de grande envergure pour combattre ce qu'il appelait « une crise mondiale silencieuse », la mort de millions d'enfants chaque année à cause de maladies aisément évitables. Cette « révolution pour la survie et le développement de l'enfant » incite de nombreuses associations à se mobiliser en faveur de techniques peu coûteuses comme l'allaitement maternel.

C'est donc une campagne mondiale qui est lancée pour améliorer la santé des enfants. Elle mobilise longtemps des centaines de milliers de volontaires, formés grâce à des ateliers et un matériel éducatif de qualité. Les médias publics et privés relaient les campagnes d'information. Le personnel de santé est largement associé à ce programme qui porte ses premiers fruits. Le déclin des taux d'allaitement maternel semble stoppé et plusieurs pays d'Afrique et d'Asie connaissent des augmentations significatives de la durée d'allaitement.

C'est dire le séisme que provoquent le sida et la transmission du virus à l'enfant par le lait maternel Or, les données sont formelles : pour certaines couches aisées, dans les grandes métropoles africaines, il semblait préférable de recourir à des substituts pour éviter la contamination par le virus et le décès du nourrisson. Mais toute la difficulté réside dans l'importance de maintenir les bonnes pratiques d'allaitement, y compris l'allaitement maternel exclusif, chez la majorité des femmes africaines qui n'ont pas d'alternatives sûres pour nourrir leur enfant. Chez elles, l'alimentation des nourrissons à l'aide de substituts industriels ou de lait animal aurait pour conséquences une mortalité infantile catastrophique et la survenue de maladies infectieuses sévères chez leurs enfants. Les études de Lise Thiry, Philippe Lepage et Philippe Van de Perre, dès 1985, sont décisives pour établir la vérité scientifique de l'existence de la transmission postnatale du VIH via l'allaitement maternel. Les institutions internationales ne vont que très tardivement intégrer cette évidence dans leurs politiques et leurs programmes ; en particulier, réaliser que la prévention de la transmission du VIH par l'allaitement n'est pas incompatible avec la promotion des bonnes pratiques d'allaitement auprès de l'immense majorité des femmes, y compris la pratique de l'allaitement exclusif pendant les six premiers mois de vie.

Pour les ONG et les agences de l'ONU investies dans la santé, la transmission possible du VIH par le lait maternel brouillait le message sur les bienfaits de celui-ci. Pour accéder au statut « Ami des bébés », les hôpitaux devaient accepter le Code qui « interdit toute promotion de substituts du lait maternel ou de leur distribution gratuite ».

Que les nouveau-nés puissent contracter le virus du sida par le biais de l'allaitement était ressenti comme une attaque frontale contre l'allaitement maternel qui « sauve des vies ». Ces craintes étaient en grande partie justifiées : l'introduction de substituts au lait maternel comme le lait en poudre, même limitée à un groupe de femmes des classes aisées, pouvait créer une brèche où les multinationales de l'alimentation artificielle iraient s'engouffrer. Les risques étaient réels que de nombreuses femmes enceintes renoncent à l'allaitement de peur d'infecter leur nourrisson, même si les connaissances et les conditions de l'époque confirmaient que 85 % à 90 % des mères allaitantes séropositives ne transmettaient pas le VIH à leur nourrisson.

Pour le personnel de santé, il fallait évaluer les risques pour garantir les meilleures chances de survie de l'enfant en prenant en compte les conditions socio-économiques de chaque mère séropositive. En effet, la majorité des populations du Tiers Monde n'ont pas un accès facile à une eau potable et n'ont pas les moyens d'acquérir du lait en poudre.

La complexité des stratégies à mettre en place bloquait toute initiative d'institutions comme l'OMS, ce qui paralysa longtemps les recherches de solutions simples à un problème complexe. En 1987, l'OMS fait une déclaration sur l'allaitement et le VIH qui conclut à l'absence d'évidence que l'allaitement représente une source significative d'infection pour l'enfant. L'allaitement prolongé doit être considéré avant tout comme une intervention qui sauve des vies. Michel Caraël, qui a rejoint le GPA, a vécu l'omerta qui régnait chez ses collègues de l'OMS dès que l'on évoquait le lait maternel et le virus du sida. Colette Braeckman, spécialiste de l'Afrique, a travaillé six mois en 1990 au département de l'information de l'Unicef à Genève. Elle interroge prudemment son service sur les bienfaits de la promotion de l'allaitement maternel dans les hôpitaux des capitales africaines où de nombreuses mères sont séropositives. Elle se rappelle l'incompréhension et les réactions atterrées de ses collègues qui lui ont sèchement rappelé la doctrine officielle de l'Unicef : « *le lait maternel est mieux que tout, quoi qu'il advienne* ».

James Grant, le directeur général de l'Unicef, s'oppose à toute action d'envergure sur le sida. Son organisation internationale est financée en grande partie par des dons individuels et la mobilisation de volontaires sur la santé de la mère et l'enfant, un thème très fédérateur. Il ne veut pas brouiller les messages centrés sur la santé de la famille et les couples harmonieux, en abordant le sida, la sexualité, l'usage de seringues, le préservatif. En 1988, il déclarait : *« Le sida peut aussi poser une menace indirecte à des millions d'enfants supplémentaires si on laisse la désinformation sur cette maladie affecter les programmes d'immunisation et d'allaitement »*. Lors d'une autre conférence, il évoque la possibilité théorique d'une infection du bébé par l'allaitement, mais il affirme aussitôt : « *Seuls deux cas ont été déclarés dans le monde.* »

Or, déjà à l'époque, on assiste en Afrique à une montée en flèche des infections à VIH chez les femmes en âge de procréer, ce qui entraîne un accroissement correspondant du nombre de nourrissons qui sont contaminés par leur mère durant la grossesse, au moment de l'accouchement et pendant l'allaitement.

En 1989, lors de l'assemblée générale de l'ONU, qui consacre la convention relative aux droits de l'enfant, Grant refusa d'inclure toute référence au VIH et au sida. Au Sommet mondial pour les enfants en 1990, qui réunissait un nombre sans précédent de chefs d'État et de gouvernement, les représentants de cent cinquante-neuf États s'engagèrent à respecter une Déclaration commune et un Plan d'action en faveur des enfants du monde. Pas un paragraphe ne figure sur la transmission du VIH de la mère à l'enfant ni sur l'allaitement maternel.

Dans les deux années qui suivent, le rapport annuel mondial de l'Unicef, « La situation des enfants dans le monde », ne mentionne qu'incidemment la transmission du VIH par le lait maternel. Dans le rapport de 1992 est donnée une estimation d'un million d'enfants « nés séropositifs ». Le terme dénote bien l'incompréhension totale de la problématique de l'infection à VIH chez l'enfant puisque tous les enfants nés d'une mère infectée sont, bien sûr, « séropositifs » à cause de la présence des anticorps maternels, même s'ils ne sont pas eux-mêmes infectés. Cette stratégie du silence va encore durer plusieurs années.

En 1992, le rapport d'une consultation de l'OMS et de l'Unicef conclut : « Là où les maladies infectieuses et la malnutrition sont les principales causes de mortalité infantile, l'allaitement au sein devrait être le conseil habituel donné aux femmes enceintes, y compris à celles qui sont infectées par le VIH », ce qui signifiait, dans les pays du Tiers Monde, la poursuite de la promotion de l'allaitement, quelle que soit la situation de la mère.

Le groupe européen de recherche sur l'allaitement met pourtant en évidence le bénéfice de l'allaitement artificiel pour les bébés nés de mères séropositives. Les contributions scientifiques sur l'importance de la transmission du virus pendant l'allaitement se multiplient. Des critiques féroces contre l'inertie de l'OMS et de l'Unicef sont émises par les experts et les délégués africains à l'assemblée générale de l'OMS. Ils s'inquiètent de ne pas recevoir d'informations sur les liens entre allaitement et VIH et dénoncent le double standard qui s'installe entre les pays : *« En Occident, on conseille aux mères séropositives de recourir à l'allaitement artificiel, mais, dans les pays en développement, les mères doivent prendre le risque de transmettre le VIH à leur nourrisson, simplement parce que l'OMS et l'Unicef veulent poursuivre la promotion inchangée d'une politique d'allaitement prolongé. »*

À Kigali, l'acceptation des substituts au lait maternel

Avant de lancer une deuxième étude sur la transmission mère-enfant, il était utile de conduire une étude comparative pour analyser les différents facteurs socio-économiques impliqués dans les deux approches : allaitement vs non-allaitement. Michel Caraël a réalisé une étude qualitative sur l'acceptabilité de l'allaitement artificiel à Kigali, auprès d'une population urbaine où l'allaitement maternel était pratiquement universel et prolongé. Quarante-neuf mères qui avaient accouché à la maternité ont été interrogées en kinyarwanda avec l'aide d'une interprète. Il s'agissait pour l'équipe de l'étude ETME-1 d'évaluer le degré d'acceptation des substituts au lait maternel par des femmes porteuses du VIH, informées de leur statut et répondant à des critères précis en termes de niveaux d'éducation et de revenus.

À la question : « Si une mère est malade, est-ce qu'elle doit allaiter son enfant ? », les mères de Kigali interrogées ont majoritairement répondu que la décision de ne pas allaiter dépendait de la nature de la maladie. Les maladies spontanément citées ont été le sida, puis la tuberculose, enfin la malaria si la mère est très malade. Ici, l'état physique de la mère était la raison pour ne pas allaiter. Seuls la tuberculose et le sida apparaissaient, pour les personnes interrogées, comme des maladies infectieuses susceptibles de se transmettre par le lait ou les contacts étroits lors de l'allaitement. La tuberculose fait peur, les malades sont isolés, soignés en salle particulière. C'est une maladie que l'on cache, qui suscite la honte et la réprobation et elle apparaît proche du sida aujourd'hui. Celui-ci est placé « au-dessus » de la tuberculose et des autres maladies : il est décrit comme plus infectieux, plus dangereux, « mauvais », qui « dessèche » et qui est susceptible de se transmettre « de toutes les façons ».

La crainte de la transmission du sida par le lait maternel se nourrit de l'idée que les contacts étroits entre la mère et son enfant lors de l'allaitement sont eux aussi porteurs de germes nuisibles. En ce sens, l'idée que l'allaitement puisse entraîner l'infection de l'enfant nourri au sein était déjà répandue chez les mères parmi les couches défavorisées aussi bien qu'éduquées. Cette croyance populaire partait de l'observation suivante : seuls les enfants allaités décèdent avec des symptômes du sida. Effectivement, la mortalité des enfants infectés se déroule majoritairement alors que l'enfant est toujours nourri au sein. En outre, c'est le décès de l'enfant qui entraîne la découverte que la mère est infectée par le virus, ce qui aboutit à cette conclusion erronée : toutes les mères séropositives transmettent le virus au nouveau-né in utero ou par l'allaitement. Il n'a jamais été « observé » un enfant allaité par une mère porteuse du virus qui ne soit pas infecté. En somme, selon ces représentations, la preuve de l'infection de la mère réside dans le décès de l'enfant allaité.

Pour la majorité des femmes interrogées, si une mère était séropositive et qu'elle avait la possibilité de s'offrir une alternative à l'allaitement, elle ne devait pas allaiter, pour le bien de son enfant et aussi pour elle-même, pour lui permettre de se reposer. Les mères étaient unanimes à déclarer que ne pas allaiter était justifié si cela augmentait les chances de survie de l'enfant.

L'opinion majoritaire était que les mères qui se savaient séropositives étaient « obligées » d'allaiter, faute d'alternative, vu le prix du lait en poudre. Le mari devait être consulté et donner son autorisation, non seulement à cause des implications financières, mais aussi parce que, traditionnellement, le mari a autorité sur la nourriture de l'enfant. Ni la belle-mère ni les autres membres de la famille ne prennent part à ce type de décision, particulièrement en ville.

Les personnes interrogées n'envisageaient pas de problème particulier par rapport aux réactions ou aux pressions de l'entourage face à une mère qui n'allaiterait pas à la naissance. La mère pouvait se justifier en déclarant qu'elle était malade ou qu'elle n'avait pas de lait. En ville, chez les salariés, la sphère familiale reste privée et ce qui se déroule entre une mère et son enfant n'est connu que du père et des enfants plus âgés. En outre, l'usage du biberon était bien intégré parmi les femmes salariées ou ayant bénéficié d'une scolarité de niveau secondaire.

Une spécificité de la société rwandaise est la séparation entre le domaine social et privé et l'importance attachée à la sphère privée. Contrairement à d'autres sociétés, la famille élargie au Rwanda ne vit pas dans un même logement : chaque couple tend à disposer de son propre logement, toujours entouré de hautes haies ou de barrières pour se protéger des regards extérieurs. L'organisation sociale spécifique du Rwanda permet à chaque couple une autonomie pour les soins ou l'allaitement de l'enfant, sans l'avis critique éventuel de la famille élargie ou des parents du mari. Ce n'est pas le cas dans nombre de pays à faible revenu, en Afrique et dans les autres continents où plusieurs études ont montré une grande stigmatisation des mères qui n'allaitent pas leurs enfants.

La fin des recherches sur l'allaitement et le VIH au Rwanda

L'étude qualitative conduite en ville était exploratoire, basée sur un échantillon restreint, avec un biais de participation. L'étape suivante consistait à évaluer l'alimentation artificielle du nourrisson qui pourrait s'appliquer le mieux à des enfants dont la mère est issue d'un milieu socio-économique relativement aisé. La comparaison des deux modes d'alimentation – allaitement au sein et recours aux substituts de l'allaitement — permettait d'affiner l'estimation du risque de transmission du VIH et de préciser les facteurs de risque. Nous rédigeons le protocole de l'étude ETME-2 avec le but de recruter, dans la clinique du CHK, quelques centaines de femmes porteuses de VIH, d'un statut socio-économique aisé, et de les suivre avec leur enfant pendant deux ans.

Malgré quelques réticences et incompréhensions pas toujours aisées à lever, la commission nationale de lutte contre le sida puis le ministère de la Santé donnent leur accord pour l'exécution de l'étude ETME-2. Par précaution, vu l'importance des enjeux au niveau mondial, nous sollicitons l'avis d'experts de l'OMS à Genève. Au prix de quelques modifications justifiées, l'étude est jugée importante et prioritaire. Le protocole est aussi soumis à la Commission européenne qui accepte d'apporter un soutien financier.

En 1993, à Kigali, les tensions s'accentuent avec les combats de plus en plus rapprochés. De nombreux coopérants quittaient le Rwanda à cause d'une atmosphère de haine et de suspicion générale. Alors que Philippe Van de Perre rédigeait les détails du protocole détaillé de l'étude prospective ETME-2, le chef du service de gynécologie du Centre Hospitalier, le Docteur Albert De Korte, envoie au ministre de la Santé une lettre accusant, l'équipe du projet de recherches sur l'allaitement et le VIH : « d'utiliser la population rwandaise comme cobaye pour satisfaire une soif de renommée scientifique. De soumettre des nourrissons rwandais à un risque considérable d'infections intestinales et de malnutrition. Et de dépenser une fortune pour une recherche académique futile alors que la population rwandaise vit dans le dénuement ».

Quelques mois plus tard, le déclenchement du génocide rwandais enterrera définitivement la mise en œuvre de ce projet. La quasi-totalité des quarante enquêtrices de l'ETME — en majorité des Tutsi — est tuée. En général, les quotas ethniques empêchaient le recrutement d'infirmières tutsies diplômées parmi le personnel de l'hôpital, mais, pour les projets extérieurs de recherche comme l'ETME, ces critères ne s'appliquaient pas.

Parmi les rares infirmières sans emploi, la plupart étaient tutsies, ce qui expliquait leur présence dans le projet.

La Commission Européenne proposera plus tard à Philippe Van de Perre de monter le projet ETME-2 en Éthiopie, mais, à ce moment, il n'avait plus le cœur à cela. Un projet similaire sera conduit un peu plus tard par l'équipe de Ruth Nduati à Nairobi, au Kenya. Il confirmera toutes les hypothèses à l'origine du projet ETME.

Le crépuscule : les prémices d'une autre tragédie 1990-1994

Le Rwanda a longtemps bénéficié d'une aura positive dans le monde du développement : un petit pays modèle, qui s'engageait « avec des efforts louables » dans le développement rural, très accueillant pour la myriade d'experts internationaux et d'ONG étrangères. Le pays avait la réputation d'être en bonne voie, grâce à l'aide internationale. Un représentant belge de la Banque Mondiale à Kigali déclarait à la presse en 1986 : « Le Rwanda est très bien géré ». Ni le racisme institutionnalisé ni le système des quotas et des cartes d'identité ethnique n'étaient critiqués.

Pourtant, la surpopulation, le rétrécissement des parcelles et l'érosion des sols étaient déjà à l'œuvre. À la fin des années 1980, les ménages ruraux dépensaient en moyenne 80 % de leur revenu pour l'alimentation ; en zone urbaine, le chiffre était de 54 %. L'extrême pauvreté affectait plus de 50 % de la population. Les données nutritionnelles établissaient une corrélation étroite entre le niveau de l'apport calorique et le revenu, et avec la superficie de l'exploitation agricole. La soif de terres arables était manifeste, particulièrement dans les zones rurales de Kigali. Non seulement la moitié des ménages rwandais dépensaient plus des trois quarts de leur revenu pour leur alimentation, mais ils ne réussissaient pas à acheter suffisamment d'aliments pour nourrir leurs enfants. En outre, 26 % des paysans étaient sans terre et sans emploi. La pénurie générale de nourriture se traduisait par un profond sentiment d'injustice devant l'expropriation et l'accaparement des terres périurbaines par des privilégiés du régime, sous prétexte de projets de développement. Les études des géographes ont montré des tensions très fortes dans les relations sociales résultant d'une pénurie des terres. La production agricole ne suffisait plus pour répondre aux besoins alimentaires d'une population dont la croissance annuelle était de 3 %.

En 1990, la production agricole pouvait nourrir cinq millions de personnes dans un pays qui en comptait alors sept. Faute de financement, l'aide extérieure était limitée et irrégulière. La fragilité du système s'est manifestée dès la première sécheresse au sud-ouest du pays : des centaines de personnes sont mortes de faim à partir du milieu des années 1980. Des milliers d'autres personnes ont été contraintes d'émigrer vers les pays voisins comme la Tanzanie.

Les signes d'érosion politique du régime d'Habyarimana se multiplient avec d'incessants scandales politico-financiers et une montée en puissance de l'opposition politique. En 1990, la première offensive du Front patriotique rwandais (FPR) en territoire rwandais depuis l'Ouganda provoque le mouvement de trois cent mille déplacés internes et une chute drastique de la production agricole. Suite aux recommandations du Fonds Monétaire International (FMI), le franc rwandais est dévalué de 67 %, six semaines à peine après l'entrée du FPR au Rwanda. Les stratégies d'austérité du FMI sont appliquées : libéralisation du commerce, dévaluation de la monnaie, suppression des subventions aux agriculteurs, élimination progressive du Fonds d'égalisation qui achetait le café aux planteurs, privatisation des entreprises et des services publics, licenciement de fonctionnaires.

Malgré le début du conflit, aucune des mesures d'« ajustement » envisagées n'est modifiée. Le taux de l'inflation passe de 1 % en 1989 à 19 % en 1991. L'armée gonfle ses effectifs qui passent de cinq mille à quarante mille hommes. Les jeunes chômeurs et jeunes délinquants, produits d'une société appauvrie, sont enrôlés par milliers dans les milices civiles, y compris les Interhamwe, qui seront les principales futures exécutantes des massacres et du génocide tutsi. La pauvreté s'accentue avec la dévaluation du franc rwandais et la militarisation du pays. Selon les calculs réalisés par l'ancien sénateur belge Pierre Galand, les dépenses militaires absorbent la moitié des recettes de l'État en 1992. Les procédures du plan d'austérité du FMI n'empêchent pas la mise en place d'un vaste système de détournement, de manière à faire passer des dépenses militaires pour des dépenses civiles. Quand le ministère de la Santé réclame des ambulances, celles-ci seront en réalité utilisées par celui de la défense. Les camions commandés par le ministère des Transports sont livrés aux Forces armées rwandaises. L'exercice autoritaire du pouvoir par le parti du président (MNRD) devient d'autant plus dangereux qu'il est sérieusement menacé à la fois à l'intérieur et à l'extérieur de ses frontières.

Dès 1992, les premiers massacres de la population civile tutsie sont systématiquement organisés par l'État dans le Bugesera, un district situé à une heure de Kigali, après chaque incursion du Front patriotique rwandais. C'est une répétition des atrocités qui seront perpétrées plus tard à l'échelle nationale. Ces faits ne sont ni condamnés par le pouvoir, qui les organise, ni par les Églises. Les responsables ne sont pas recherchés. De hauts dignitaires catholiques et protestants sont ouvertement militants du MNRD et soutiennent activement les autorités dans leur politique de répression active. Vingt ans d'institutionnalisation des identités ethniques à des fins politiques aboutissent à légitimer le génocide en préparation. Des assassinats ciblés, souvent à la grenade, sont organisés chaque nuit à Kigali contre les opposants politiques ou des Tutsi « sans histoire ». Les appels à la haine contre les Tutsi se multiplient dans tous les milieux et pas seulement à la radio « Mille collines ».

Dans ce contexte, la crainte du sida est utilisée comme une arme contre les Tutsi. Voici par exemple, un article qu'accepte de publier la revue française « Les Cahiers d'outre-mer » en 1993, quelques mois à peine avant le génocide. Sous prétexte de conduire une analyse de « l'incidence du VIH et du SIDA au Rwanda », l'auteur, Jean-François Gotanègre, professeur de géographie à Montpellier, se livre à des propos délirants de haine raciale.

Extraits : « Si toute la population rwandaise devait être frappée par l'épidémie, le carré du coefficient de corrélation mettrait en évidence le fait que 76 % des cas de VIH et de SIDA appartiendraient au groupe ethnique tutsi. Les échanges de partenaires sont monnaie courante entre couples et amis appartenant à ce groupe. Ils pratiquent aussi fréquemment l'homosexualité. Par ailleurs, de par leur beauté, les femmes tutsies sont recherchées comme maîtresses occasionnelles ou appointées par des hommes appartenant à d'autres groupes. L'ethnie tutsi a une part primordiale dans le développement urbain et de l'économie moderne. De plus, en contrôlant les Églises chrétiennes dans un pays peuplé à 90 % de Hutus, ces

Tutsis provoquent un désintérêt de plus en plus grand par la population des règles morales occidentales et un grand relâchement des mœurs. »

Des Églises aux intellectuels, le nationalisme ethnique envahit toutes les sphères. Dès 1990, au Centre hospitalier de Kigali, les quotas ethniques sont appliqués à l'échelle de chaque service et l'administration devient particulièrement tatillonne. Les services de médecine interne du CHK sont confrontés à un afflux continu de malades déplacés et de blessés, provoqué par le conflit aux frontières, mais aussi par le nombre croissant de patients atteints du sida qui représentaient 80 % des entrants avant le début des hostilités. En 1993, en chirurgie, les patients sont, pour une moitié, des cas de sida et, pour l'autre, des civils, victimes de massacres, blessés le plus souvent par machette. Il n'y a plus assez de lits pour les blessés qui sont étendus à l'extérieur des pavillons sur les pelouses de l'hôpital. À Butare, dans le sud du pays, ce sont les réfugiés et les blessés burundais qui affluent dans les structures hospitalières, à la suite d'un coup d'État militaire à Bujumbura.

Le VIH est ensuite devenu une arme de guerre pendant le génocide de 1994, au cours duquel les femmes tutsies ont été systématiquement violées par des hommes infectés. Selon Nsanzimana, le nouveau directeur du Programme national sida : « *Environ deux cent cinquante mille femmes et filles ont été systématiquement violées par leurs assassins dans le but de causer le maximum de souffrances et d'humiliations.* »

Près d'un million de Hutus, dont beaucoup de génocidaires, se sont réfugiés à Goma et Bukavu à partir de juillet 1994 quand le FPR a pris le pouvoir à Kigali et mis fin au génocide. Les violences sexuelles se sont poursuivies dans les camps de réfugiés à Goma et Bukavu. Cela explique en partie l'accroissement brutal de la prévalence du VIH en milieu rural rwandais après le génocide des Tutsis, lorsque les réfugiés hutus sont rentrés au pays. Une prévalence stabilisée ensuite autour de 3 %.

Des raisons d'espérer ?

En un peu plus d'une décennie, le Rwanda a été frappé par une double tragédie : celle de l'épidémie de VIH la plus élevée au monde en milieu urbain jusqu'en 1994, suivie du génocide des Tutsi et de l'assassinat des opposants politiques hutus par un régime politique fanatique. Au moins un million de personnes ont été tuées par plus de cent cinquante mille bourreaux emmenés par un régime qui avait préparé le génocide tutsi de longue date. À bas bruit, les massacres incessants de civils tutsis de 1990 à 1993 nous avaient alertés sur les risques d'une guerre civile et la réalité de la haine raciale. Nous n'avions pas pressenti cette horreur à l'échelle de tout un pays, même si, face à l'explosion de la mortalité associée au sida, le désintérêt voire le mépris de nombreux dirigeants pour leur propre population nous avait profondément heurtés.

Le Projet Sida au Rwanda s'est abruptement terminé. Après avoir été évacué de Kigali, à son arrivée à Bruxelles, en avril, Philippe Van de Perre reçoit une lettre recommandée, adressée par la coopération belge lui apprenant que « sa mission de coopération avait pris fin, suite aux événements». Nos collègues du Centre Hospitalier de Kigali et l'équipe du Projet Sida, de même que toute l'équipe d'enquêtrices de la future étude ETME-2 constituée d'une quarantaine de membres, ont été décimés. Au Burundi, un coup d'État militaire a eu lieu à Bujumbura, dans la nuit du 20 au 21 octobre 1993. Pendant ce coup d'État, le Président de la République, Melchior Ndadaye, ainsi que plusieurs autres personnalités politiques sont assassinés. Le programme sida soutenu par la coopération belge est clôturé. Au Zaïre, en 1991, à la suite des graves troubles provoqués à Kinshasa par les militaires, le projet sida qui employait trois cents collaborateurs a clôturé brutalement ses activités.

Comment ont évolué au fil du temps les thématiques sur lesquelles nous avions bataillé ? Quel a été l'impact des recherches menées par le Projet Sida au Rwanda ? Que sont devenus les grands débats qui animaient la petite communauté des chercheurs belges et rwandais ?

La transmission du VIH de la mère à l'enfant allaité

L'OMS a produit en vingt-cinq ans au moins seize directives pour les femmes vivant avec le VIH concernant l'alimentation du nourrisson. L'Unicef et l'OMS auraient pu, dès la fin des années 1980, initier et coordonner les recherches au lieu de souligner la complexité des mécanismes en jeu. La profusion des guides et le peu de compréhension des mécanismes et des risques d'infection de l'enfant par l'allaitement ont alimenté la confusion à tous les niveaux. Faute de directives claires, l'élaboration des stratégies et des programmes au niveau des pays a été considérablement entravée.

Par exemple, à Addis-Abeba, en Éthiopie, une étude chez les mères séropositives au VIH a révélé une peur de l'allaitement, disproportionnée par rapport au risque de transmission du VIH. La crainte s'exprimait en évitant d'allaiter ou, en l'absence de choix d'un aliment de sevrage, en ressentant culpabilité et regret par rapport à l'allaitement. Les agents de la santé semblaient partager cette anxiété, qui se reflétait dans les services de conseil fournis : l'alimentation artificielle était préconisée comme méthode d'alimentation préférentielle pour les nourrissons de mères séropositives. Ils ne tenaient pas compte de la consigne d'allaitement exclusif pendant les six premiers mois alors que la norme de l'allaitement prolongé est très répandue en Éthiopie.

C'est en 1994 que le premier essai clinique effectué aux États-Unis et en France démontrait l'efficacité de l'AZT pour réduire la transmission mère-enfant du VIH. Le monde entier a salué cette avancée majeure. Mais, à l'époque, il s'agissait avant tout de prévenir la transmission prénatale et intra partum du virus. Très peu d'attention était donnée à la santé de la mère.

En 1997-1998, l'OMS a publié de nouvelles directives concernant l'alimentation des nourrissons, dans lesquelles, il était conseillé d'informer toutes les mères des options possibles en matière d'alimentation et de leur permettre de prendre leur propre décision. Cela a été interprété comme un changement de politique majeur vers la promotion de l'alimentation de remplacement. La distribution de préparations gratuites pour nourrissons aux femmes séropositives inscrites aux programmes de prévention de la transmission mère-enfant a été lancée dans certains pays africains.

En 2000, le risque additionnel de transmission du virus au nourrisson provoqué par l'allaitement maternel était estimé à 16 %, avec les trois quarts de la transmission post-natale du VIH avant l'âge de six mois. Les recommandations de l'OMS évoluent, pour finalement favoriser, en 2001, un allaitement exclusif jusqu'à six mois, suivi d'une courte période de sevrage : « Lorsque l'alimentation de remplacement est acceptable, faisable, abordable, durable et sans danger, il est recommandé d'éviter l'allaitement au sein des mères infectées par le VIH. Sinon, l'allaitement exclusif pendant les premiers mois de la vie est recommandé, mais devrait être interrompu dès que possible. »

La promotion de cette courte période de sevrage qui n'était basée sur aucune preuve scientifique s'est révélée catastrophique à la fois pour la santé de la mère et celle de l'enfant. Marche arrière donc de l'OMS, quelques années plus tard, et, cette fois, recommandation de n'interrompre l'allaitement maternel qu'à un an, puis deux ans.

En 2009, dix-huit ans après l'article du « Projet Sida » sur la transmission du VIH par l'allaitement, l'OMS recommande finalement de fournir des antirétroviraux (ARV) à la mère ou à l'enfant : « Pour la première fois, les données disponibles sont suffisantes pour que nous recommandions l'utilisation d'ARV pendant l'allaitement maternel. »

Depuis 2013, dans les pays touchés par l'épidémie de VIH, l'OMS recommande une mise sous traitement antirétroviral de durée illimitée chez toutes les femmes enceintes séropositives, quel que soit le stade de leur infection. L'OMS et l'Unicef insistent sur la consigne de l'allaitement exclusif des enfants pendant six mois, suivi de sevrage prolongé jusqu'à deux ans ou plus. Les mères risquent moins de transmettre le virus au bébé en l'allaitant exclusivement qu'en y associant d'autres aliments qui sont irritants pour sa muqueuse intestinale. L'objectif affiché pour 2015 était « l'élimination » de la transmission du VIH de la mère à l'enfant (défini comme un taux de transmission inférieur à 5 %). Aujourd'hui, on est très loin du compte : seuls cinq pays africains ont atteint cet objectif et le taux de transmission demeure élevé (18 % dans la région Afrique de l'Ouest, 27 % dans la région Asie du Sud). On estime que plus de 40 % des femmes infectées par le VIH qui ont débuté un traitement antirétroviral pendant la grossesse ou l'allaitement l'ont abandonné dans les douze premiers mois.

En 2019, l'OMS estimait à cent soixante mille le nombre de nourrissons nouvellement contaminés par le VIH dans le monde au cours de l'année précédente. La plupart d'entre eux vivent en Afrique subsaharienne. Dans leur écrasante majorité, leur contamination par le virus s'est produite par l'allaitement maternel. Au sein de l'OMS, dont le programme de prévention de la transmission mère-enfant du VIH est financé par le programme américain PEPFAR (President's Emergency Plan for AIDS Relief), créé par George Bush, plusieurs voix se sont élevées, reconnaissant l'échec partiel de la campagne d'élimination de la transmission du VIH de la mère à son enfant. Il est notamment proposé la mise en œuvre de stratégies complémentaires basées sur une prophylaxie administrée au nourrisson.

Le VIH chez les travailleuses du sexe

Dans les années qui ont suivi notre première étude sur les prostituées au Rwanda, nous n'avons pas réussi à convaincre les autorités de santé de créer un programme spécifique de prévention du VIH pour les « femmes libres ». Dans la plupart des pays africains, les projets de prévention pour les travailleuses du sexe ont mis longtemps à être implantés et déployés avec une couverture géographique importante. Les préjugés et les législations répressives ont considérablement freiné les initiatives.

Quelques projets innovants, construits souvent avec la participation des femmes parfois regroupées spontanément en associations, ont montré des résultats encourageants. Par exemple : la clinique du Projet Sida à Kinshasa, avec Marie Laga et Nzila Nzilambi ; le centre d'Élisabeth Ngugi à Majengo, au Kenya ; le programme Yêrêlon à Bobo-Dioulasso au Burkina Faso initié par Philippe Van de Perre et Michel Cartoux, puis par Isidore Traoré, Issouf Konaté et Nicolas Nagot. À Abidjan, en Côte d'Ivoire, un projet de recherche sur les cofacteurs de la transmission sexuelle du VIH dirigé par Marie Laga est devenu en quelques années la clinique de « confiance », un projet communautaire et un centre de référence pour les traitements des IST et la prévention du VIH chez les travailleuses du sexe. Marie Laga de l'Institut de Médecine tropicale d'Anvers deviendra une experte internationale, inlassable avocate de la prévention du VIH parmi les populations vulnérables.

Durant toute la période d'expansion de l'épidémie du VIH, les premières populations définies comme à risque du VIH ont été les prostituées et leurs clients. Les pays avec un important secteur de sexe commercial, comme la Côte d'Ivoire, le Kenya, ou la Thaïlande, ont tous connu des fréquences élevées de VIH élevées dans leur population urbaine. À l'inverse, les pays qui ont ou avaient déjà régulé la prostitution, favorisé l'usage des préservatifs chez les clients et établi des programmes de prévention des IST, y compris le VIH, ont limité leur épidémie dans la population générale. Ce fut le cas au Brésil, au Sénégal, aux Philippines, au Laos et en Thaïlande après 1995.

En 1998, des programmes spécifiques de prévention du VIH et d'autres IST ont été mis en place au Rwanda pour les groupes à risque plus élevé de VIH, comme les travailleuses du sexe. En 2017, leur nombre a été estimé à douze mille, avec une prévalence du VIH de quarante-six pour cent. Le gouvernement a choisi une attitude libérale et pragmatique par rapport à la prévention du VIH. Le Rwanda a mis en place la stratégie de l'OMS, « tester et traiter » : toute personne atteinte de VIH devrait commencer le traitement antirétroviral le plus tôt possible après le diagnostic. En 2018, cela a permis à 89 % des femmes « libres » séropositives d'accéder à un traitement antirétroviral.

Dans les villes sud-africaines, une étude conduite en 2015 a révélé qu'environ 70% des travailleuses du sexe à Johannesburg étaient séropositives, tandis que celles de Durban avaient un taux d'infection par le VIH de 53% et celles du Cap, près de 40%. En Afrique du Sud, les travailleuses du sexe, leurs partenaires sexuels et leurs clients représentent environ 20% de toutes les nouvelles infections à VIH.

Dans une revue de la littérature médicale de 2012 qui couvrait cinquante pays de faible et moyen revenus, la prévalence moyenne du VIH chez les travailleuses du sexe atteignait douze pour cent, plus de dix fois la prévalence estimée chez les femmes de la population générale. Les raisons de leur vulnérabilité à leurs clients sont nombreuses : elles vont du niveau de la prévalence du VIH au non-usage de préservatifs pendant les contacts sexuels, et de la présence d'autres IST à l'absence de circoncision chez leurs clients. Les travailleuses du sexe qui utilisent des drogues par injection montrent partout une probabilité accrue d'être infectées par le VIH. À ces facteurs liés à la transmission s'ajoutent les facteurs de vulnérabilité, comme les violences sexuelles, la pauvreté, la discrimination ou le manque d'information. La criminalisation de la prostitution est associée à des taux d'infection VIH plus élevés dans les pays qui adoptent cette politique.

En santé publique, face à une nouvelle épidémie, l'urgence est toujours d'identifier le plus rapidement les modes de transmission et les populations à risque. Mais quand l'épidémie devient générale, les situations à risque et les populations vulnérables évoluent. En 2017, au Lesotho, au Swaziland et au Botswana, un adulte sur quatre était séropositif ; au Kwazulu-Natal en Afrique du Sud, un adulte sur trois. Dans ces pays, chaque acte sexuel présente un risque de transmission du VIH.

Les tests VIH et les conseils

Le génocide des Tutsi a mis temporairement fin au Projet San Francisco. Susan Allen et une partie de son équipe ont fui les massacres et créé à Lusaka, en Zambie, un projet similaire à celui de Kigali, avec un suivi d'une cohorte de couples hétérosexuels. Des conseils adaptés à la situation de chaque couple, sérodifférent, séronégatif ou séropositif, sont devenus le fondement de la méthode de conseil et de test volontaire qui s'était avérée efficace au Rwanda. Cette méthode sera utilisée plus tard comme point d'entrée pour les soins cliniques, y compris la prévention de la transmission du VIH de la mère à l'enfant et le traitement antirétroviral.

Environ la moitié de l'équipe du Projet San Francisco à Kigali a été assassinée lors du génocide. Dès 1995, Susan est revenue à Kigali et a recréé un nouveau Centre de conseil et de dépistage volontaire pour les couples. Cette pratique a largement prouvé son efficacité pour réduire la transmission VIH dans les couples sérodifférents. Cependant, Susan a dû batailler auprès de l'OMS pendant des années pour que son approche originale de la prévention de la transmission du VIH dans les couples soit reconnue au niveau international. Son Centre de Kigali et son approche sont devenus une composante importante du programme national. Actuellement, au Rwanda, le dépistage volontaire du VIH pour les couples fait partie intégrante du programme de consultations prénatales. Le Centre sert aussi d'école de formation des conseillers à l'échelle régionale. De nombreuses recherches internationales s'y poursuivent, y compris des essais cliniques de vaccins contre le VIH et une évaluation d'un vaccin contre Ebola.

L'épidémie de VIH dans la région d'Afrique centrale

L'épidémie de VIH a atteint un pic en Afrique centrale à la fin des années 1990 avant de diminuer de façon significative sans que, à quelques exceptions près, on puisse étroitement associer le déclin de la prévalence du VIH à un programme spécifique de prévention.

Au Rwanda, en 2017, la prévalence du VIH était estimée à 3 % au niveau national et à 6 % à Kigali. Dans la capitale, 8 % des femmes âgées de quarante à quarante-quatre ans et 9 % des hommes de quarante-cinq à quarante-neuf ans étaient séropositifs. Le nombre d'orphelins de moins de dix-sept ans dus au sida était estimé à soixante-dix mille. Les comparaisons de ces chiffres avec la situation de l'épidémie dans les années 1980 ne font pas grand sens. La répartition géographique de la population rwandaise a profondément changé après le génocide. Le milieu urbain représentait, en 2017, 30 % de la population alors qu'il n'était que de 7 % en 1984. Kigali dépasse le million d'habitants, et représente, à lui seul, 60 % de la population urbaine. 15 % de la population rwandaise ont été massacrés en 1994 et 15 à 30 % de la population s'est déplacée dans le contexte plus général de la guerre civile. Trois années plus tard, on estimait à trois millions le nombre de réfugiés qui seraient rentrés au Rwanda, y compris les réfugiés tutsis des pays voisins. Dès la fin du génocide contre les Tutsi, le Rwanda s'est engagé dans un programme ambitieux de prévention, de prise en charge et de traitement du sida, en contraste avec la décennie précédente.

En République démocratique du Congo, dans la province du Kivu, la prévalence du VIH était estimée en 2017 à 0.7 %. Elle est plus élevée chez les femmes que chez les hommes et plus faible parmi la population rurale qu'en milieu urbain.

Au Burundi, on estimait, en 2010, la prévalence nationale à environ 1.4 % et à Bujumbura, la capitale, à moins de 4 %. En 2017, la prévalence nationale serait descendue en dessous de 1 %.

En Ouganda, dans les années 2000, après les succès initiaux dans la lutte contre le sida, la politique religieuse conservatrice s'est durcie avec des campagnes peu réalistes sur l'abstinence sexuelle, l'interdiction de l'homosexualité et de la prostitution. L'épidémie de VIH s'est stabilisée à 6 % de la population adulte en 2017.

En l'absence de programme de lutte de grande ampleur et d'urgence nationale, le virus du sida a poursuivi son extension géographique dans la région. Il s'est propagé de l'Afrique centrale à l'Afrique orientale puis vers le Sud, au Botswana, au Mozambique, au Malawi, pour atteindre plus tard la République d'Afrique du Sud. Ce pays restait, en 2017, le plus touché par le virus avec plus de sept millions de personnes vivant avec le VIH. L'Afrique de l'Ouest, et particulièrement la Côte d'Ivoire, n'a pas été épargnée.

La création d'Onusida en 1995 – le premier programme des Nations Unies consacré à une épidémie, dirigé par Peter Piot – a contribué à un sursaut international. Onusida, qui rassemble, dans sa structure de gouvernance, six organismes des Nations Unies et dix organisations de la société civile, a développé un plaidoyer et suscité pour le sida une mobilisation sans précédent au niveau international. Autour de l'an 2000 s'est créée une « fenêtre d'opportunité » pour la lutte contre le sida. Ce concept anglo-saxon décrit un moment où toutes les conditions sont favorables pour la prise en compte d'une question particulière. La « fenêtre » s'ouvre quand trois flux convergent : celui des problèmes, celui des solutions et celui du contexte politique général. Pour le sida, l'arrivée des trithérapies, puis la redéfinition de la pandémie en tant que menace pour la sécurité internationale ont permis un saut qualitatif. Un changement radical s'est aussi produit avec la création du Fonds mondial de lutte contre le sida, la tuberculose et le paludisme. Les investissements dans les pays à faible revenu sont passés de moins de cinq cents millions de dollars annuels avant 1996, à dix-neuf milliards de dollars en 2016. Ce bond a permis l'extension des traitements antirétroviraux dès le début des années 2000 et la campagne réussie de l'OMS et d'Onusida avec vingt-cinq millions de personnes sous traitement en 2019. Le taux global de mères séropositives suivant un traitement atteint les 82 % mais le taux de diagnostic et de traitement des enfants porteurs du VIH n'est que de 54 % dans la plupart des régions. Sous conditions d'adhérence aux traitements antirétroviraux et de faible charge virale, la transmission du virus à une personne non infectée est stoppée, soulevant l'espoir pour certains d'une fin possible du sida dans un avenir proche.

La fin du sida ?

Soixante-dix-sept millions de personnes ont été infectées par le virus du sida depuis 1981 et trente-deux millions en sont mortes. Depuis 2015, au fur et à mesure que l'accès à la trithérapie antirétrovirale s'accroît parmi les séropositifs, on observe un ralentissement de l'épidémie dans le monde, avec une baisse de mortalité importante.

Ce premier long cycle d'une épidémie, unique dans l'histoire par la menace qu'elle fait peser sur l'espèce humaine, se terminera peut-être bientôt : sa fin dans sa dynamique actuelle grâce aux traitements anti rétroviraux est annoncée pour 2030. L'exceptionnalité du sida fait place progressivement à son intégration dans les structures de santé, avec l'espoir réel que la majorité des personnes séropositives accèdent au traitement antirétroviral le plus adapté à leur infection.

En Europe et aux États-Unis, le sida, avec lequel on peut vivre, à condition de suivre un traitement à vie, fait désormais partie du paysage médical et de la longue liste des maladies chroniques. Le sida évoque à présent une maladie relativement lointaine dans les préoccupations quotidiennes. Un programme de recherche international a été lancé, il y a quelques années, l'initiative CURE, portée par la Professeure Françoise Barré-Sinoussi, prix Nobel de médecine, pour permettre un jour une guérison définitive des personnes infectées par le VIH.

Les connaissances erronées sur le sida restent fréquentes malgré l'abondante littérature consacrée à cette maladie. Environ 20 % des jeunes en France et en Belgique croient encore que le virus du sida se transmet par la transpiration ou le baiser. Un quart des sondés pensent qu'il existe un traitement pour guérir du sida.

L'épidémie de VIH est remplacée, dans les perceptions des risques, par d'autres menaces comme le changement climatique et la pollution atmosphérique, et par des épidémies comme celles de Zika ou d'Ebola — qui n'ont aucune commune mesure avec le VIH en ce qui concerne la nature de l'agent pathogène, de la mortalité et de l'impact socio-économique.

Pour la génération de chercheurs et militants dont nous faisons partie, l'épidémie de sida reste encore une tragique réalité qui affleure derrière les chiffres, année après année. Avec 1,7 million de personnes nouvellement infectées en 2018, l'épidémie est loin d'être maîtrisée. Vingt-cinq millions de personnes dans le monde sont sous traitements antirétroviraux, ce qui requiert pour longtemps une solidarité internationale pour financer les traitements dans les pays les plus touchés.

Depuis 2015, le contexte semblait moins favorable à l'aide internationale contre le sida que dans le passé. Sur les quatorze donateurs les plus importants, huit avaient baissé leur contribution équivalant à trois milliards de dollars. Mais la récente conférence de restitution du Fonds mondial de lutte contre le sida, la tuberculose et le paludisme d'octobre 2019 a révélé un sursaut inattendu des bailleurs de fonds qui ont accepté les quatorze milliards de dollars nécessaires selon les estimations du Fonds mondial pour assurer ses programmes les trois prochaines années. Cette somme est la plus importante collectée par le Fonds mondial, depuis sa création en 2002.

Dans les politiques de santé, la compétition pour les ressources financières est sévère, en raison du poids croissant des maladies non infectieuses. Faute d'un vaccin contre le VIH, les espoirs reposent sur l'action préventive des traitements dans la mesure où une bonne adhérence aux ARV permet en principe d'éliminer la transmission sexuelle du virus. Cependant, plusieurs études récentes n'ont pu confirmer l'effet du traitement sur la prévention de nouvelles infections au niveau de populations entières.

La prophylaxie préexposition pour les personnes séronégatives très fortement exposées à un risque d'infection au VIH n'a pas encore réussi à s'implanter en Afrique, y compris parmi les groupes particulièrement à risque comme les travailleuses du sexe ou les homosexuels à partenaires multiples. Les déterminants structurels des comportements sexuels à risque, comme les inégalités, la pauvreté et les migrations, sont toujours présents.

Tant que les nouvelles infections restent à un niveau élevé, on ne peut tout miser sur l'expansion infinie de traitements à vie dont le financement est largement assuré par la solidarité internationale. Le financement de la prévention reste un domaine négligé. Dès que les traitements antirétroviraux sont devenus accessibles au début des années 2000, la réponse du secteur des soins a accaparé l'essentiel des financements. Le cas de l'Afrique du Sud est éloquent. Après une décennie d'inaction du Président Thabo Mbecki et de son gouvernement, en réaction, une attention presque exclusive s'est portée sur l'accès aux traitements antirétroviraux. La prévention de la transmission sexuelle du VIH dans la population, et particulièrement chez les jeunes, est longtemps restée faible. Souvent, moins de 10 % des budgets nationaux de lutte contre le sida financent ces activités dans les pays à faible revenu.

Pour des raisons politiques et idéologiques, les programmes de prévention efficaces ne sont pas mis en place à grande échelle à travers le monde. Les exemples de ce qui n'est toujours pas fait sont nombreux : la promotion des préservatifs, la promotion de la circoncision masculine, les campagnes de lutte contre le sida dans les médias, l'éducation sexuelle à l'école, l'intégration du dépistage des couples dans les services de la santé de la reproduction, la stratégie de réduction des risques pour les usagers de drogue, etc. Plus de dix millions de personnes à travers le monde ignorent qu'elles vivent avec le sida. Le dépistage du VIH à un stade précoce de l'infection reste une grande priorité difficile à mettre en œuvre.

En France, le nombre annuel de découvertes de séropositivité VIH ne recule plus depuis une dizaine d'années. En 2017, il était de six mille quatre cents personnes, dont 56 % de contaminations lors de rapports hétérosexuels. L'augmentation du dépistage a sans doute peu bénéficié aux populations les plus exposées au VIH.

En Belgique, en 2017, huit cent quatre-vingt-dix personnes ont appris qu'elles étaient porteuses du virus, une diminution de 28 % par rapport à 2012. Les hommes ayant des rapports sexuels avec des hommes et les personnes provenant d'Afrique subsaharienne représentaient la plupart des nouvelles infections.

Les épidémies à venir

Le sida a montré l'impuissance de la gouvernance mondiale de la santé et le peu de capacités des sociétés à contrôler à court terme une épidémie virale sexuellement transmissible, sans symptômes apparents pendant longtemps et pour laquelle, pendant près de vingt ans, il n'a existé aucun traitement efficace. Il faudra la découverte des traitements antirétroviraux et une forte mobilisation mondiale pour que les choses changent en Afrique et ailleurs dans le monde autour de l'année 2000. On ne peut s'empêcher de relever le paradoxe qui conduit la science à identifier l'agent étiologique du sida deux ans seulement après l'identification des symptômes de cette nouvelle épidémie et la lenteur et le retard qui ont caractérisé les réactions des États et de la communauté internationale.

Durant les années 90, à part une poignée de pays qui ont réussi à contrôler leur épidémie — comme l'Ouganda, la Thaïlande, le Sénégal ou Cuba — le VIH s'est répandu partout dans le monde, et en Afrique de façon exponentielle. Que les réponses nationales apportées aient été plus ou moins relayées par les rares associations de la société civile impliquées dans la prévention, qu'elles aient été plus ou moins centrées sur les comportements à risque ou sur le développement, la réduction des inégalités sociales ou la migration, finalement, le sida n'a cessé de progresser pendant deux décennies. L'Afrique du Sud d'après-apartheid sera l'épidémie la plus tardive, d'une ampleur exceptionnelle alors que toutes les caractéristiques de la transmission du virus et les moyens de s'en protéger étaient déjà largement connus. La prévalence nationale y est passée de 8 % en 1994 à 24 % en l'an 2000.

Plusieurs années ont été perdues avant de reconnaître l'existence d'une épidémie hétérosexuelle en Afrique et dans les Caraïbes. Nous avons témoigné des raisons multiples qui expliquent en partie ces retards successifs. Le CDC qui tarde à reconnaître la progression de la transmission hétérosexuelle du virus. Les dirigeants de l'OMS et de l'Unicef, qui se sont engagés avec leurs organisations dans d'autres combats certes légitimes, mais qui négligent le sida en Afrique, une épidémie transmise sexuellement. L'instrumentalisation politique du sida et des peurs qu'il provoque aux États-Unis et en Europe. Tout ceci a entraîné, en retour, un rejet général et une hostilité de principe à la lutte contre le sida, de la part de nombreux gouvernements et intellectuels africains. Les fausses théories du complot et la négation de la transmission sexuelle du VIH se sont nourries d'une forme dévoyée du nationalisme africain postcolonial et elles ont retardé une reconnaissance rapide de la gravité de la situation. La stigmatisation du sida dans la plupart des cultures, qui a conduit les personnes séropositives à ne pas chercher à connaître leur statut, l'impuissance des responsables de santé en l'absence de tout traitement médical. Les litanies des facteurs qui ont permis à l'épidémie de VIH de suivre un cours « naturel » sont bien trop nombreuses pour les énoncer toutes.

Parce que l'épidémie en Europe et aux États-Unis touchait les homosexuels et les usagers de drogue, la sexualité et la drogue, les préjugés moraux et conservateurs ont contribué à retarder la mise en place des programmes les plus efficaces. L'indifférence et le scepticisme ont caractérisé les réactions face à l'épidémie désastreuse en Afrique. La perception du sida comme une maladie associée au péché, à l'immoralité, aux comportements déviants a tétanisé de nombreux responsables politiques et les institutions sanitaires.

Cette catastrophe planétaire aurait-elle été évitée ou ralentie si on avait eu, au début de l'épidémie, la solidarité et l'engagement d'aujourd'hui face au sida ? « *En 1990, on en savait autant qu'aujourd'hui sur l'épidémie, sur ses effets économiques, la mortalité et les risques d'expansion* », s'indignait récemment Peter Piot. *« La sensibilisation politique a pris beaucoup de temps. C'est là que l'on peut parler d'échec et de responsabilité historique, et certainement par rapport à l'Afrique ».*

Thomas Quinn du NIH, dans un éditorial du Bulletin de l'OMS d'avril 2001 sur le sida en Afrique, déclarait : *« Seule l'histoire jugera si l'engagement international a été suffisamment puissant pour réduire l'épidémie, et je laisse les lecteurs se faire leur propre jugement de la réponse au problème entre 1986 et 2001 ».*

La réponse à une épidémie comme le VIH est politique et a donné lieu à des perceptions successives sur lesquelles les scientifiques ont peu de prise. Globalement, le sida a été perçu pendant plus d'une décennie comme une épidémie confinée à des groupes à risque spécifiques, avec des comportements « déviants » et cette perception entachée de jugements et de préjugés moralisateurs puis raciaux a considérablement retardé la prise en compte de l'épidémie, particulièrement en Afrique. Plus tard, le sida a été appréhendé comme une menace économique et un problème de développement et, enfin, comme une menace pour la sécurité internationale avec une capacité de ruiner des sociétés entières. Dans un tel contexte politique, même les premières réponses relativement efficaces pour répondre à la propagation du virus n'ont pas trouvé une application programmatique rapide. Elles n'ont pas réussi à balayer les préjugés. L'urgence et la gravité exceptionnelle du problème sida n'ont pas été jugées suffisantes pour une mise à l'agenda politique, sinon avec deux décennies de retard. Face au désastre annoncé, la faible réactivité des États et de la gouvernance mondiale sur la santé a été effarante.

Durant ces années 1980, les politiques n'ont pas été les seuls à fermer les yeux, quitte à s'excuser plus tard. Médecins, économistes, démographes, anthropologues qui travaillaient dans des domaines connexes à l'épidémie ont été peu nombreux à intégrer dans leurs recherches académiques une nouvelle épidémie et un domaine jugé peu prestigieux, lié au sexe et à la drogue et, par-là, à contribuer à une réponse appropriée à l'épidémie. Une grande partie de la communauté scientifique, chez qui le doute est le moteur naturel de toute démarche intellectuelle, a cultivé l'incrédulité pendant longtemps, niant par exemple l'existence de la transmission du VIH par contact hétérosexuel et par l'allaitement maternel, malgré les évidences qui, dans d'autres domaines plus « politiquement acceptables », auraient entraîné les convictions. L'historien des sciences, Thomas Samuel Khun, a analysé ce processus : « les phénomènes qui ne rentrent pas dans le cadre (de la science normale) ne sont souvent simplement pas perçus. Les scientifiques ne cherchent pas non plus à inventer de nouvelles théories et sont souvent intolérants vis-à-vis de celles inventées par d'autres. En réalité, la recherche scientifique vise à l'articulation de ces phénomènes avec les théories fournies par le paradigme alors en place ».

À quelques rares exceptions près, les associations de défense des personnes infectées par le VIH en Amérique du nord et en Europe ont ignoré longtemps l'épidémie de sida en Afrique tant elles étaient centrées sur la défense de leurs droits et engagées dans la lutte contre les discriminations qui les frappaient en tant que malades du sida. Les Organisations non gouvernementales (ONG) du Nord n'ont commencé à se mobiliser pour le Sud qu'avec l'arrivée des trithérapies en 1996, en dénonçant les disparités qui existaient entre pays du Nord et pays du Sud. Des réseaux de solidarité se créent comme Afrique 2000 sous l'impulsion d'AIDES, avec quelques structures locales du Sénégal, du Mali, du Niger, de la Guinée et du Burkina Faso.

À l'inverse, des scientifiques africains comme David Serwadda et ses collaborateurs en Ouganda ont eu la lucidité de décrire en 1986 ce qu'ils avaient sous les yeux : la « slim disease » dans leur pays. Leur contribution a nourri la politique de lutte contre le sida en Ouganda de Yoweri Museveni dès 1986, alors que la majorité des chefs d'États africains niaient souverainement l'épidémie. Qui peut savoir ce que serait devenue l'épidémie de sida en Afrique, si d'autres voix s'étaient élevées dès 1983 ?

Le sida a montré les difficultés des institutions à maîtriser un phénomène épidémique et à changer rapidement leurs paradigmes. Cette lenteur d'évolution des mentalités conservatrices arc-boutées à des programmes bien établis a provoqué un retard de plusieurs années dans la mise en place de réponses adéquates à l'épidémie. En voici quelques exemples. Les organismes chargés de la planification familiale ont longtemps hésité à intégrer à leurs programmes la prévention du VIH et la promotion des préservatifs de peur d'effrayer les femmes mariées, leur public cible. Les programmes nationaux de lutte contre la tuberculose ont mis beaucoup de temps à intégrer le VIH dans leur mandat, alors même que la tuberculose était devenue la première cause de mortalité des personnes séropositives. Les politiques de réduction des risques pour les usagers de drogue – dispositifs d'accès au matériel stérile d'injection et traitements de substitution par la méthadone – ont démontré leur efficacité pour réduire l'infection VIH et l'hépatite C. Or, elles ne sont pas mises en place, pour des raisons idéologiques, dans la majorité des pays concernés.

Chaque épidémie présente un caractère unique et rien ne dit que, face à une nouvelle situation d'urgence, les multiples retards dans les réactions et les perceptions constatés dans le passé seront appréhendés différemment. L'expérience récente des multiples épidémies de la fièvre hémorragique Ebola donne peu de raisons d'être optimiste quant à la préparation de la gouvernance mondiale. Face à une flambée épidémique de ce type devait s'imposer une stratégie de riposte rapide, forte avec des moyens financiers importants et une coordination efficace de tous les acteurs. Cette évidence, maintes fois assenée dans les manuels et les formations, ne s'est pas produite quand Ebola a touché, en 2014, le Libéria, la Guinée équatoriale et la Sierra Leone. C'est l'ONG Médecins sans Frontières qui a montré un exemple de rapidité et d'efficacité contre cette épidémie et a fortement contribué à la contrôler, bien avant que ne se manifestent les autres acteurs internationaux. La solidarité mondiale et la mobilisation des indispensables investissements financiers ont connu beaucoup de retard. L'implication des communautés notamment dans l'information et la communication a été largement négligée par la plupart des acteurs. La dixième vague épidémique d'Ebola dans la région de Butembo, à l'est du Congo, a été au départ mieux gérée que les épisodes précédents : les structures d'alerte et de réponse rapide mises en place par l'OMS et d'autres structures régionales ont mieux fonctionné, mais la situation reste difficile. Des groupes armés et des fausses rumeurs entravent les efforts des équipes sanitaires. Les mêmes facteurs sociaux que ceux déjà présents en Afrique de l'Ouest sont à l'œuvre au Kivu : l'absence de l'État, la méfiance du pouvoir central par des populations délaissées et mal informées. Et pourtant, on dispose à présent de plusieurs vaccins et de traitements efficaces.

Cent ans après la pandémie de grippe de 1918 et près de quarante ans depuis le début de la pandémie de sida, on pourrait penser que l'humanité a connu les pires épidémies de son histoire récente. Rien n'est moins sûr. Avec la mondialisation des échanges commerciaux, l'accroissement phénoménal de la mobilité et des déplacements de population, les fortes densités humaines et animales, une nouvelle ère pour les agents infectieux s'est ouverte. Le nombre et la diversité des épidémies n'ont cessé d'augmenter au cours des trente dernières années, une tendance qui devrait s'intensifier avec les changements climatiques.

La mondialisation a rendu le monde plus vulnérable aux impacts sociaux et économiques des épidémies de maladies infectieuses. La rapidité et les possibilités infinies de circulation des agents infectieux n'ont jamais été aussi grandes dans l'histoire de l'humanité. Prenons le cas du SRAS : il s'est propagé depuis la Chine vers dix-sept pays de deux continents différents en l'espace d'une semaine : un passager infecté avait transmis la maladie à vingt-deux personnes sur les cent dix-neuf passagers de l'avion. L'émergence de micro-organismes pathogènes semble s'accélérer puisqu'on en identifie trois par an en moyenne, dont une majorité de virus. Sur tous les agents identifiés depuis 1980, 60 % sont d'origine zoonotique, c'est-à-dire transmis de l'animal à l'homme.

Les rapides changements systémiques du monde rendent inévitable l'émergence de nouvelles épidémies. La mutation et l'adaptation constantes sont les mécanismes de survie des virus. Ces agents microscopiques, qui pour certains se répliquent plus d'un million de fois voire plus d'un milliard de fois par jour – en produisant des copies imparfaites –, trouveront probablement toujours un moyen d'exploiter les failles des systèmes de défense. Ces faiblesses ne sont pas seulement immunitaires, biologiques ou liées à la faible gouvernance de la santé : elles résident en partie dans ce que l'on appelle le « contexte », les idéologies et l'absence de réactivité de nombreux dirigeants politiques.

Les auteurs, ce qu'ils sont devenus

Philippe Van de Perre

Après son départ forcé du Rwanda, Philippe Van de Perre est devenu Directeur du Centre Muraz, à Bobo-Dioulasso au Burkina Faso – un Centre de recherches biomédicales couvrant les pays francophones d'Afrique de l'Ouest — où il a continué ses recherches sur la transmission du VIH durant l'allaitement et sur les moyens de la prévenir. Il a contribué aux premiers essais de prévention de la transmission mère-enfant du VIH à l'aide d'antirétroviraux qui serviront de base à la mise en œuvre de la stratégie de prévention appliquée universellement.

En 2001, il est nommé Professeur à la Faculté de Médecine de l'Université de Montpellier et chef du département de bactériologie et de virologie de l'hôpital universitaire de Montpellier. Il est également Directeur de l'unité de recherche de l'INSERM UMR 1058 sur « la pathogenèse et le contrôle des infections chroniques ». Cette unité de recherche, composée d'une soixantaine de personnes mène une recherche fondamentale, translationnelle et clinique sur les infections virales chroniques, ancrée dans un partenariat international intense en Afrique et Asie du Sud Est. Elle est reconnue internationalement pour avoir identifié de manière fine les mécanismes complexes de transmission virale par le lait maternel. L'unité a décrit de nouveaux mécanismes de protection conférée par le lait maternel contre les maladies du nourrisson et de l'enfant. Par exemple, un essai clinique, conduit dans quatre pays africains, a démontré que l'administration d'antirétroviraux directement au nourrisson exposé au VIH permet de contrôler presque totalement la transmission du VIH par l'allaitement. Ces travaux font autorité et Philippe est reconnu au niveau mondial comme un expert en matière de transmission virale et d'allaitement maternel.

Philippe est très actif au sein de l'Agence nationale de recherches sur le sida et les hépatites virales (ANRS) dirigée par François Dabis, où il coordonne les actions de recherche au Burkina Faso. Il est expert de nombreux comités scientifiques internationaux. Il a été invité comme orateur dans plus de trente-quatre conférences internationales sur le sida, l'allaitement maternel et les infections chroniques.

Il est l'auteur ou le coauteur de plus de quatre cent quatre-vingts articles scientifiques, la majorité sur le VIH et les infections virales chroniques et de quatre cent soixante présentations originales à des congrès internationaux.

Étienne Karita

En mai 1993, Étienne quitta le Rwanda pour effectuer un stage de formation en virologie à l'Institut de Médecine Tropicale d'Anvers sous la supervision de Guido Van der Groen. Ce stage s'inscrivait dans un programme de préparation des essais vaccinaux contre le VIH au Rwanda. À la fin du stage, en octobre 1993, il décida de ne pas rentrer au Rwanda à cause de la situation politique qui y régnait. Étienne obtint une bourse d'étude du Ministère de la Coopération luxembourgeoise et il put s'inscrire dans un programme de spécialisation à l'Institut de Biologie moléculaire de l'Université Libre de Bruxelles. Cette bourse lui a permis d'échapper, à coup sûr, au génocide des Tutsi. À la fin de sa formation, en octobre 1995, il rentra au pays où – ironie du sort — il fut nommé directeur du PNLS. Il remit sur les rails le laboratoire de référence VIH, qui fusionna plus tard avec le PNLS pour devenir le *Treatment & Research AIDS Center*, noyau du futur *Rwanda Biomedical Center*, bras droit du ministère de la Santé pour la conception et la mise en œuvre des programmes de prévention et de prise en charge des maladies au Rwanda.

En 1996, Étienne Karita et Susan Allen ont repris les activités du Projet San Francisco sur le conseil et le dépistage volontaire du VIH pour les couples à Kigali. Grâce à la collaboration entre le Projet San Francisco et le Ministère de la Santé, ces activités programmatiques sont aujourd'hui entièrement intégrées aux centres de santé et hôpitaux du Rwanda.

Etienne Karita a été le promoteur du programme de prévention de la transmission du VIH de la mère à l'enfant (PTME) au Rwanda. En 1997, il en initia le programme pilote au centre de santé de Kicukiro dans la ville de Kigali et, en 2002, il a rejoint la Fondation *Élisabeth Glaser Pediatric AIDS* pour appuyer les activités de la PTME dans plusieurs pays africains. Depuis 2003, il dirige le Projet San Francisco avec Susan Allen. En 2005, ils initièrent le tout premier essai clinique d'un vaccin anti-VIH au Rwanda, avec l'appui d'IAVI (*International AIDS Vaccine Initiative*). Depuis ce premier essai, six autres essais cliniques sur les vaccins anti-VIH ont été conduits par le Projet San Francisco. Les recherches sur les déterminants de la transmission sexuelle du VIH se poursuivent. Un vaste programme de prévention et de prise en charge du VIH est en cours parmi les populations à haut risque, notamment les travailleuses du sexe et les hommes qui ont des rapports sexuels avec les hommes.

Étienne a publié cent trente-deux articles dans les revues scientifiques et participé à de nombreuses conférences sur le sida.

Philippe Lepage

Après dix années passées au Rwanda, Philippe Lepage est revenu en 1992 avec sa famille en Belgique où il a poursuivi une thèse d'agrégation à l'Université Libre de Bruxelles sur le VIH chez l'enfant, en même temps que ses activités de chef du service de pédiatrie de l'hôpital Ambroise Paré à Mons puis de l'Hôpital universitaire de la Citadelle, à Liège. Nommé Professeur de pédiatrie à l'Université libre de Bruxelles, il rejoint finalement l'Hôpital universitaire des enfants Reine Fabiola à Bruxelles, comme chef du service de pédiatrie. Il est retourné souvent au Rwanda après le génocide des Tutsi, notamment pour enseigner régulièrement à l'Université de Butare.

Philippe a publié plus de soixante articles, dont quarante-trois sur le VIH et le sida pédiatrique. Il a participé à de très nombreuses conférences internationales sur le sida. Il est un membre très actif du groupe de travail international de Gand sur la transmission du VIH de la mère à l'enfant.

Michel Caraël

Dès sa création en 1987, il rejoint à Genève le nouveau Programme mondial de lutte contre le sida (GPA) de l'Organisation mondiale de la Santé. Il a notamment convaincu le GPA d'assurer le suivi des comportements sexuels à risque par des enquêtes régulières de population, en tant qu'outil d'évaluation des programmes de prévention contre le VIH. Ses recherches ont principalement porté sur les relations entre le virus, les comportements sexuels et l'organisation sociale de la reproduction et du mariage. Il a mis au point des indicateurs et des outils de prévention du VIH qui sont ensuite devenus la norme internationale pour suivre l'évolution des comportements à risque. Dans le même temps, Caraël a été chargé de cours à la Faculté des Sciences sociales de l'Université libre de Bruxelles. Il y assurait un enseignement sur les déterminants sociaux de la santé dans les pays à faible revenu.

En 1995, dans le Programme commun des Nations Unies sur le VIH/sida, Onusida, il est nommé chef d'équipe de la prévention, puis chef de l'évaluation. En 1999, avec Anne Buvé de l'Institut de médecine tropicale d'Anvers, il a coordonné une étude majeure dans quatre villes africaines pour mieux comprendre les variations de propagation du virus. L'étude a conclu que les différences entre les villes à forte prévalence du VIH et les sites à faible taux ne pouvaient s'expliquer uniquement par les risques associés aux réseaux sexuels : les cofacteurs de la transmission du VIH comme les co-infections virales et bactériennes, notamment le virus de l'herpès simplex de type 2, et l'absence de circoncision masculine contribuent fortement aux niveaux de prévalence contrastés des quatre villes.

Caraël a participé à soixante-dix-huit conférences internationales sur le VIH. Il est membre de l'Union internationale pour l'étude scientifique de la population depuis 1982, où il a joué un rôle majeur pour l'intégration du VIH dans les études de population. Il a également été membre de plusieurs comités scientifiques sur le VIH, comme l'ANRS en France et la Fondation Roi Baudouin à Bruxelles. Michel Caraël a publié plus de cent vingt articles scientifiques sur l'épidémie, cinquante-six chapitres de livres et de nombreux guides sur l'évaluation des programmes de lutte contre le sida, la plupart en collaboration.

Chronologie sélective

1981	°	L'institut en charge de la santé publique aux États-Unis, le Center for Disease Control (CDC) d'Atlanta est informé d'une demande anormalement élevée de médicaments pour traiter une infection rare : la pneumonie à Pneumocystis carinii et le sarcome de Kaposi qui affectent des jeunes gens.
	°	Le nom de Gay-Related Immune Deficiency (GRID) est donné à la maladie qui ne semble toucher que les hommes homosexuels.
	°	Le CDC déclare des cas chez les usagers de drogues par injection.
1982	°	La maladie peut être transmise par voie sexuelle chez les homosexuels.
	°	La maladie est appelée Syndrome d'immunodéficience acquise (sida)
	°	Des cas de sida sont signalés chez les hémophiles et les transfusés de sang. Les premiers cas « Haïtiens » sont déclarés.
	°	Le CDC aux États-Unis déclare en juillet quatre cent treize cas de la nouvelle maladie, dont cent cinquante-cinq décès.
1983	°	Cinq patients africains atteints de sida sont décrits à l'Hôpital Saint-Pierre de Bruxelles dans une lettre au journal *The Lancet.*

- Les chercheurs de l'Institut Pasteur de Paris, Françoise Barré-Sinoussi, Luc Montagnier et leur équipe publient, dans la revue *Science*, la découverte d'un nouveau virus qui pourrait être associé au sida, le rétrovirus baptisé LAV.
- Aux États-Unis, le CDC déclare deux mille deux cent cinquante-neuf cas de sida, dont neuf cent dix-sept décès ; des cas de sida sont découverts parmi les femmes partenaires sexuelles d'hommes atteints de sida. James Oleske décrit huit enfants atteints du sida, à Newark, USA, dans des familles à risque.
- L'Organisation mondiale de la Santé (OMS) commence une surveillance mondiale du sida. Outre les USA, les cas de sida sont signalés au Canada, dans quinze pays européens, en Haïti, dans sept pays latino-américains et en Australie. Aucun cas n'est déclaré en Afrique.

1984

- L'hypothèse d'une épidémie de sida en Afrique centrale transmise par voie hétérosexuelle est émise par une équipe de chercheurs belges, coordonnée par Nathan Clumeck et Jean-Paul Butzler.
- Une équipe parisienne, dirigée par Christine Katlama, décrit à son tour des cas de sida chez des patients africains hospitalisés en France.
- En juillet, l'existence de deux épidémies de sida, à Kigali et à Kinshasa,

	est démontrée par Philippe Van de Perre, Peter Piot et leurs équipes. ° Aux États-Unis, la secrétaire d'État Margaret Heckler annonce que Robert Gallo de l'Institut national du cancer a découvert la cause du sida : le rétrovirus HTLV-III. L'Institut Pasteur conteste ce résultat. S'ensuivent presque dix ans de procès pour que l'antériorité de la découverte du VIH par Françoise Barré-Sénoussi et Luc Montagnier soit reconnue. ° En France, le centre national de transfusion sanguine distribue aux hémophiles des produits sanguins dont certains sont contaminés par le virus du sida. ° Création de « AIDES » en France, une association de lutte contre le VIH et les hépatites virales.
1985	° Deux « Projets Sida » soutenus par la coopération belge débutent à Kigali, Rwanda, avec Philippe Van de Perre et, à Kinshasa, Zaïre, avec Peter Piot et Jonathan Mann. ° David Serwadda et ses collègues d'Ouganda documentent la présence de nombreux cas de sida – une maladie appelée *slim disease* — dans le district rural de Rakai. ° Les génomes du LAV et du HTLV-III sont séquencés, confirmant que ces deux appellations désignent un seul virus, appelé bientôt virus de l'immunodéficience humaine (VIH). ° Le premier test sanguin de détection des anticorps du rétrovirus basé sur les

		brevets Gallo est breveté par le bureau américain.
	○	Le Projet Sida au Rwanda démontre pour la première fois que les travailleuses du sexe et leurs clients représentent un groupe vulnérable pour l'agent infectieux du sida.
	○	Lors de la première conférence internationale sur le sida organisée par le CDC à Atlanta aux États-Unis, aucune déclaration ni présentation ne fait référence aux épidémies hétérosexuelles du VIH en Afrique.
	○	Le CDC déclare dix mille cas de sida aux États-Unis, dont plus de 40 % de décès.
	○	Rock Hudson est la première personnalité connue au niveau international à reconnaître être atteinte du sida.
	○	L'isolement du virus du sida dans la salive et d'autres fluides corporels déclenche l'effroi du public et la discrimination des personnes infectées.
	○	Le premier symposium international sur l'épidémie de sida en Afrique à Bruxelles démontre officiellement l'existence d'une vague épidémique sans précédent en Afrique centrale. Le CDC et l'OMS n'ont envoyé aucun représentant à Bruxelles.
1986	○	Un second virus VIH-2 est identifié en Afrique de l'Ouest.
	○	Première étude sur la transmission du VIH de la mère à l'enfant durant

	l'allaitement par le « Projet Sida » du Rwanda. ◦ Restrictions des voyages pour les personnes infectées par le VIH dans de nombreux pays. ◦ Première enquête nationale de prévalence du VIH en Afrique : le Rwanda montre un taux de VIH de 18 % chez les adultes en milieu urbain. ◦ Une campagne nationale d'information sur le sida est organisée par la Croix-Rouge rwandaise. ◦ France : première campagne grand public de prévention du VIH « Le sida, il ne passera pas par moi ». Mise en vente libre des seringues et des aiguilles. ◦ Premier congrès africain sur les maladies infectieuses à Kigali. L'Afrique centrale — Zaïre, Rwanda, Burundi, Ouganda, Zambie, Tanzanie — fait face à une épidémie de VIH généralisée. ◦ Deuxième conférence internationale sur le sida. 23-25 juin, Paris. ◦ La première cohorte prospective d'enfants nés de mères infectées par le VIH est mise en place par le Projet Sida du Rwanda. ◦ L'OMS recrute Jonathan Mann pour préparer un programme de lutte contre le sida au niveau mondial.
1987	◦ L'agence américaine des médicaments approuve le premier médicament antirétroviral, l'AZT (zidovudine) qui retarde l'évolution de la maladie.

	◦ L'OMS crée le Programme spécial de lutte contre le sida qui devient le Global Program on AIDS (GPA) et élabore la première stratégie mondiale de lutte contre le sida. ◦ Lors du deuxième symposium international de Naples sur le sida et les cancers associés en Afrique, l'ampleur de la transmission hétérosexuelle du VIH dans les différentes régions est révélée. ◦ Le sida est la première maladie à faire l'objet d'un débat à l'assemblée générale des Nations Unies. ◦ En Ouganda, Noreen Koleba crée la première association africaine de soutien aux personnes séropositives, qui organise les tests volontaires de dépistage du VIH. ◦ Yoweri Museveni, président d'Ouganda et Kenneth Kaunda, ancien président de Zambie s'expriment publiquement sur les ravages du sida
1988	◦ Cent trente-six pays ont déclaré quatre-vingt-quatre mille cas de sida au nouveau programme de lutte contre le sida de l'OMS. On estime que les femmes représentent la moitié des adultes vivant avec le VIH en Afrique subsaharienne ◦ Un sommet mondial des ministres de la Santé de cent quarante-huit pays se tient à Londres pour élaborer une stratégie mondiale de lutte.

	◦ L'OMS annonce que le 1er décembre sera la Journée mondiale contre le sida. ◦ Plus de quatre-vingt-dix pays requièrent le soutien du programme mondial sida de l'OMS, GPA, pour élaborer des plans nationaux de lutte contre le sida ◦ Deuxième congrès africain sur les maladies infectieuses à Kigali.
1989	◦ Lors de la cinquième Conférence internationale sur le sida de Montréal, participation active de personnes atteintes du sida. Un nouveau militantisme émerge. ◦ À l'initiative de l'OMS, plusieurs associations d'organisations non gouvernementales et de personnes séropositives créent des réseaux internationaux comme GNP+. ◦ En France, les associations militantes comme AIDES et Act Up issues de la communauté homosexuelle s'imposent comme acteurs dans la lutte contre le sida. ◦ Selon le GPA de l'OMS, trois millions de personnes dont la moitié sont des femmes sont déjà infectées en Afrique subsaharienne.
1990	◦ Le sida est devenu la première cause de mortalité des adultes en Afrique centrale et de l'Est. ◦ Dans dix pays d'Afrique centrale et orientale, pour la décennie à venir, trois à six millions d'enfants de moins de quinze ans perdront, à cause du sida, l'un de leurs parents ou les deux.

	○ Jonathan Mann démissionne de l'OMS à la suite de profonds désaccords avec le nouveau directeur général, Hiroshi Nakajima. Il est remplacé par Michaël Merson. ○ Troisième congrès africain sur les maladies infectieuses à Kigali.
1991	○ L'ampleur de la transmission du VIH par l'allaitement est quantifiée pour la première fois par l'équipe belgo-rwandaise de Kigali, Rwanda. ○ Le Projet Sida estime entre cent mille et deux cent vingt mille le nombre de personnes infectées par le VIH au Rwanda. ○ Le réseau mondial des organisations de la société civile, ICASO, est créé pour mobiliser les communautés en faveur de la riposte au sida. ○ Aux États-Unis, le sida devient la principale cause de mortalité chez les hommes de vingt-cinq à quarante-quatre ans. La transmission hétérosexuelle est reconnue comme le principal mode de la transmission du VIH chez les femmes.

Articles essentiels du « Projet Sida » du Rwanda

1. Clumeck N, Mascart-Lemoine F, De Maubeuge J, Brenez D, Marcelis L. Acquired immune deficiency syndrome in Black Africans. Lancet., 321, 8325 : 642, March 19, 1983
2. Clumeck N, Sonnet J, Taelman H, Mascart-Lemone F, De Bruyere M, Van de Perre P, Dasnoy J, Marcelis L, Lamy M, Jonas C, et al. Acquired immunodeficiency syndrome in African patients N Engl J Med. 1984 Feb 23 ; 310(8) : 492-7
3. Van de Perre P, Rouvroy D, Lepage P, Bogaerts J, Kestelyn P, Kayihigi J, Hekker AC, Butzler JP, Clumeck N. Acquired immunodeficiency syndrome in Rwanda. Lancet. 1984 Jul 14 ; 2(8394) : 62–65.
4. Van de Perre P, Clumeck N, Caraël M, Nzabihimana E, Robert-Guroff M, De Mol P, Freyens P, Butzler JP, Gallo RC, Kanyamupira JB. Female prostitutes: a risk group for infection with human T-cell lymphotropic virus type III. Lancet. 1985 Sept. 7 ; 2(8454) : 524–527.
5. Clumeck N ; Van de Perre P ; Caraël M ; Rouvroy D ; Nzaramba Heterosexual promiscuity among African patients with AIDS. New England Journal of Medicine. 1985 Jul 18 ; 313(3) : 182.
6. Thiry L, Sprecher-Goldberger S, Jonckheer T, Levy J, Van de Perre P, Henrivaux P, Cogniaux-LeClerc J, Clumeck N. Isolation of AIDS virus from cell-free breast milk of three healthy virus carriers. Lancet. 1985 Oct 19 ; 2(8460) : 891-2.
7. Clumeck N, Robert-Guroff M, Van de Perre P, Jennings A, Sibomana J, Demol P, Cran S, Gallo RC. Seroepidemiological studies of HTLV-III antibody prevalence among selected groups of heterosexual Africans. JAMA. 1985 Nov. 8 ; 254(18) : 2599-602.
8. Caraël M, Van de Perre P, Akingeneye E, Kanyamupira JB,Butzler JP, Clumeck N. Socio-cultural factors in relation to HTLV-III/LAV

transmission in urban areas in Central Africa . In : International Symposium on African AIDS, Brussels 22-23 Nov 1985. Programme and abstracts, 1985.

9. Van de Perre P, Munyambuga D, Zissis G, Butlzer JP, Nzaramba D, Clumeck N. Antibody to HTLV-III in blood donors in central Africa. Lancet. 1985 Feb 9 ; 1(8424) : 336-7.
10. Lepage P, Van de Perre P, Caraël M, Butzler JP. Are medical injections a risk factor for HIV infection in children? Lancet. 1986 Nov. 8 ; 2(8515) : 1103-4.
11. Van de Perre P, Caraël M, Nzaramba D, Zissis G, Kayihigi J, Butzler JP. Risk factors for HIV seropositivity in selected urban-based Rwandese adults. AIDS. 1987 Dec ; 1(4) : 207-11.
12. Van de Perre P, Le Polain B, Caraël M, Nzaramba D, Zissis G, Butzler JP.HIV antibodies in a remote rural area in Rwanda, Central Africa: an analysis of potential risk factors for HIV seropositivity. AIDS. 1987 Dec ; 1(4) : 213-5.
13. Van de Perre P, Nzaramba D, Ntilivamunda A, Uwimana A, Lepage P, Rouvroy D, Maurel R, Gatsinzi T, Bugingo G. AIDS definition for Africa. Lancet. 1987 Jul 11 ; 2(8550) : 99-100.
14. Lepage P, Van de Perre P, Caraël M, Nsengumuremyi F, Nkurunziza J, Butzler JP, Sprecher S. Postnatal transmission of HIV from mother to child. Lancet. 1987 Aug 15 ; 2(8555) : 400.
15. Van de Perre P, Jacobs D, Sprecher-Goldberger S. The latex condom, an efficient barrier against sexual transmission of AIDS related viruses. AIDS. 1987 ; 1(1) : 49–52.
16. Caraël M, Nkurunziza J, Almedal C. Knowledge about AIDS in a Central African town. Development communication report.1987 : 57 : 10-16
17. Caraël M, Van de Perre Ph, Lepage Ph, Allen S, Nsengumuremyi F, Van Goethem C, Ntahorutaba M, Nzaramba D, Clumeck N. HIV transmission among

heterosexual couples in Central Africa. AIDS. 1988 Jun ; 2(3) : 201-5.
18. Van de Perre P, De Clercq A, Cogniaux-Leclerc J, Nzaramba D, Butzler JP, Sprecher-Goldberger S. Detection of HIV p17 antigen in lymphocytes but not epithelial cells from cervicovaginal secretions of women seropositive for HIV : implications for heterosexual transmission of the virus. Genitourin Med. 1988 Feb ; 64(1) : 30-3.
19. Kreiss J, Caraël M, Meheus A. Role of sexually transmitted diseases in transmitting human immunodeficiency virus. Genitourin Med. 1988 Feb ; 64(1) : 1–2.
20. Lepage P, Van de Perre P. Nosocomial transmission of HIV in Africa: what tribute is paid to contaminated blood transfusions and medical injections? Infect Control Hosp Epidemiol. 1988 ; 9(5) : 200-3.
21. Piot P, Caraël M. Epidemiological and sociological aspects of HIV-infection in developing countries. British Medical Bull, 44, 1, 68-88, 1988.
22. Van de Perre P, Hitimana DG, Lepage P. Human immunodeficiency virus antibodies of IgG, IgA, and IgM subclasses in milk of seropositive mothers. J Pediatr. 1988 Dec ; 113(6) : 1039-41.
23. Rwandan HIV seroprevalence study group. Nationwide community-based serological survey of HIV-1 and other human retrovirus infections in a central African country. Lancet. 1989 : Vol 333, 8644 : 941-943.
24. Carballo M, Cleland J, Caraël M, Albrecht, G A. Cross National Study of Patterns of sexual behaviour. The J of sex research, 1989 vol 26, 3, 287-299.
25. Allen S Lindan C, Serufilira A, Van de Perre P, Rundle AC, Nsengumuremyi F, Caraël M, Schwalbe J, Hulley S. HIV infection in urban Rwanda. Demographic and behavioral correlates in a representative sample of childbearing women. JAMA. 1991 Sept. 25 ; 266(12) : 1657-63.

26. Caraël M, Piot P. HIV infection in developing countries. Journal of biosocial Science. 1989;.10 : 35-50.
27. Lindan C, Allen S, Caraël M, Nsengumuremyi F, Van de Perre P, Serufilira A, Tice J, Black D, Coates T, Hulley S. Knowledge, attitudes, and perceived risk of AIDS among urban Rwandan women: relationship to HIV infection and behavior change. AIDS. 1991 ; 5(8) : 993-1002.
28. Piot P, Caraël M. Epidémiologie du SIDA et de l'infection à VIH en Afrique. In « SIDA et infection par VIH », Montagnier L, Rozenbaum W et Gluckman JC. Paris, Flammarion, 1989.
29. Caraël M, Cleland J, Adeokun L. Overview and selected findings of sexual behaviours surveys. AIDS, Special Issue on Africa, S65-S73, 1991.
30. Lepage P, Van de Perre P, Nsengumuremyi F, Van Goethem C, Bogaerts J, Hitimana DG. Bacteraemia as predictor of HIV infection in African children. Acta Paediatr Scand. 1989 ; 78(5) : 763-6.
31. Lepage P, Dabis F, Hitimana DG, Msellati P, Van Goethem C, Stevens AM, Nsengumuremyi F, Bazubagira A, Serufilira A, De Clercq A, Van de Perre P. Perinatal transmission of HIV: lack of impact of maternal infection on characteristics of livebirths and on neonatal mortality in Kigali, Rwanda. AIDS 1991 ; 5 : 295-300.
32. Van de Perre P, Simonon A, Msellati P, Hitimana DG, Vaira D, Bazubagira A, Van Goethem C, Stevens AM, Karita E, Sondag-Thull D, et al. Postnatal transmission of HIV-1 from mother to infant. À prospective cohort study in Kigali, Rwanda. N Engl J Med. 1991. 29 ; 325(9) : 593-98.
33. Van de Perre Ph, Hitimina D, Dabis F, Karita E, Lepage Ph. Post-natal transmission of HIV infection. Reply. Lancet, 1992, Feb 27. 643-44.
34. May J, Vandeperre Ph, Sokal D, Caraël M, et al. Proposing to link AIDS prevention and Family planning, Lancet, Vol 338, 6, 1991.

35. Allen S, Van de Perre Ph, Serufilira A, Lepage Ph, Caraël M, De Clerq A, Tice J, Black D, Nsengumuremyi, Ziegler J, Levy J, Hulley S. HIV and malaria in a representative sample of childbearing women in Kigali, Rwanda. J Infect Dis.1991; 164: 67-71
36. Van de Perre Ph, Hitimana D-G, Dabis F, Karita E, Lepage Ph. Postnatal transmission of HIV infection. Lancet, Feb 27, 1992 : 643-44.
37. Commenges D, Alioum A, Lepage P, Van de Perre P, Msellati P, Dabis F. Estimating the incubation period of paediatric AIDS in Rwanda. AIDS. 1992 Dec ; 6(12) : 1515-20.
38. Allen S, Tice J, Van de Perre P, Serufilira A, et al. Effect of serotesting with counselling on condom use and seroconversion among HIV discordant couples in Africa. BMJ. 1992 Jun 20 ; 304(6842) : 1605-9.
39. Allen S, Serufilira A, Bogaerts J, Van de Perre P, Nsengumuremyi F, Lindan C, Caraël M et al. Confidential HIV testing and condom promotion in Africa. Impact on HIV and gonorrhea rates. JAMA. 1992 Dec 16 ; 268(23) : 3338-43.
40. Batungwanayo J, Taelman H, Dhote R, Bogaerts J, Allen S, Van de Perre P. Pulmonary tuberculosis in Kigali, Rwanda. Impact of HIV on clinical and radiographic presentation. Am Rev Respir Dis. 1992 Jul ; 146(1) : 53-6.
41. Lindan CP, Allen S, Serufulira A, Lison AR, Van de Perre P, Chen-Rundle A, Batungwanayo J, Nsengumuremyi F, Bogaerts J, Hulley S. 1992, Predictors of mortality among HIV-infected women in Kigali, Rwanda, Annals of Internal Medicine, 116 : 320-328.
42. Van de Perre P, Simonon A, Hitimana DG, Dabis F, Msellati P, Mukamabano B, Butera JB, Van Goethem C, Karita E, Lepage P. Infective and anti-infective properties of breastmilk from HIV-1-infected women. Lancet. 1993 Apr 10 ; 341(8850) : 914-8.

43. Lepage P, Van de Perre P, Msellati P, Hitimana DG, Simonon A, Van Goethem C, Mukamabano B, Karita E, Stevens AM, Mathieu G, et al. HIV-1 and its determinants: a cohort study in Kigali, Rwanda. Am J Epidemiol. 1993 Mar 15 ; 137(6) : 589-99.
44. Karita E, Martinez W, Van de Perre P, Nziyumvira A, Nyiraminani J, Butera JB, Fox E. HIV Infection among STD Patients, Kigali, Rwanda, 1988 to 1991 Int J of STD and AIDS July 1, 1993.
45. Bucyendore A, Van de Perre P, Karita E, Nziyumvira A, Sow I, Fox E. Estimating the seroincidence of HIV-1 in the general adult population in Kigali, Rwanda. AIDS. 1993 Feb ; 7(2) : 275-7.
46. Seed J, Allen S, Mertens T, Hudes E, Serufilira A, Caraël M, Karita E, Van de Perre P, Nsengumuremyi F. Male circumcision, sexually transmitted disease, and risk of HIV. J Acquir Immune Defic Syndr Hum Retrovirol. 1995 Jan 1 ; 8(1) : 83-90.

Au total, cent quinze articles sur le sida ont été publiés par le « Projet Sida » belgo-rwandais et le Projet San Francisco pour les années sous étude.

Sources documentaires additionnelles

Parmi les sources bibliographiques, outre, les articles cités ci-dessus, nous avons consulté de nombreux ouvrages comme : *The African AIDS epidemic : a History.* Iliffe J. Ohio University Press, 2006; *AIDS in the World 1992*. Mann J, Tarantola D and Netter TW (Eds). Harvard University Press, Cambridge, USA, 1992 ; *The WHO. À history.* Cueto M, Brown TM, Fee E. Cambridge University Press, Cambridge, 2019.

The AIDS Pandemic: Searching for a Global Response , édité par Springer international, 2018 a été écrit par Merson M et Stephen I. Cet ouvrage retrace les premières années du programme mondial sida (GPA). Michaël Merson a succédé à Jonathan Mann comme directeur du GPA de l'OMS de 1990 à 1995. Citons encore des références plus anciennes comme Philippe Denis et Charles Becker (Éditeurs), *L'épidémie du sida en Afrique subsaharienne. Regards d'historiens*, Louvain-la-Neuve et Paris, Academia Bruylant et Karthala, 2006. Le classique *Histoire du sida : début et origine d'une pandémie actuelle*. Paris, Payot. 1995 (1989). Et *Le SIDA, Rumeurs et Faits*. Édité par Emmanuel Hirsch. Les Éditions du Cerf, 53-66, Paris, 1987.

Parmi les nombreux articles et livres de Peter Piot, Directeur exécutif d'Onusida de 1995 à 2008, les plus utilisés pour notre récit ont été « *L'épidémie de sida et la mondialisation des risques* » avec Michel Caraël, aux Éditions Labor, Bruxelles, 2005 ; « *Une course contre la montre* », Éditions Odile Jacob, Paris, 2015 ; « *Le Sida dans le monde* », avec la collaboration de Michel Caraël, Éditions Odile Jacob, Paris 2011.

Grâce à l'Université Libre de Bruxelles, Michel Caraël a pu consulter la collection de revues scientifiques en ligne comme *The Lancet, The New England Journal of Medicine, Science, AIDS, JAMA,* et la plupart des revues internationales de sciences humaines. Les archives et les bulletins mensuels de l'OMS, les publications officielles de l'Unicef et les rapports du CDC d'Atlanta — les « MMWR », « *Morbidity and Mortality Weekly Reports* » — ont été largement utilisés. Enfin, les auteurs ont utilisé leurs archives personnelles pour cette période : celles qu'ils ont pu sauver des pillages et destructions qui ont accompagné le génocide des Tutsi de 1994.

Remerciements

Nous remercions l'équipe du « Projet Sida » de Kigali qui, contre vents et marées, a permis le développement de plusieurs avancées scientifiques sur le sida en Afrique et particulièrement : Jean Batungwanayo, Anatolie Bazubagira, Jos Bogaerts, Patrick Demol, Déo-Gratias Hitimana, Joseph Kayihigi, Philippe Kestelyn, Bernard Le Polain, Barbara Mukamabano, Déo Munyambuga, Jean Nkurunziza, François Nsengumuremyi, Mélanie Ntahorutaba, Augustin Ntivilamunda, Elie Nzabihimana, Jacques Poncin, Gustave Questiaux, Dominique Rouvroy, Antoine Serufilira, Arlette Simonon, Anne Marie Stevens, Henry Taelman, Dolores Vaira, et Christian Van Goethem. Notre reconnaissance toute particulière s'adresse au personnel du CHK et à l'équipe ETME.

Pour leur collaboration scientifique et leur amitié jamais démenties, nous sommes particulièrement reconnaissants à Susan Allen, François Dabis, Philippe Mselatti et Roger Salamon.

Nous manifestons nos remerciements chaleureux à nos collègues de l'hôpital universitaire Saint-Pierre et, particulièrement, pour leur rôle majeur dans le Projet Sida, à Jean-Paul Butzler et Nathan Clumeck, et à Lieve Franssen, directrice de la « AIDS Task Force » de la Commission Européenne dans les années 1980 ; à l'Administration Générale de la Coopération au Développement belge ; également à l'Université Libre de Bruxelles, notamment aux professeurs Andrea Rea, Esteban Martinez et Mateo Alaluf, pour leur soutien continu à ce projet de livre.

Nous tenons à remercier, pour le temps qu'ils nous ont consacré dans l'élaboration de ce manuscrit, pour leurs critiques et leurs encouragements, nos ami(e)s lecteurs et lectrices Colette Braeckman, Anne Buvé, Éléonore Caraël, Catherine Deman, Danièle Debluts, Alexandra Dufaye, Judith Glynn, Yannick et Olivier Manigart, Jacques-Louis Moyson, Claire Nyirashema, Claire Scopsi, Pierre Soumenkoff, Marion et Jacqueline Van de Perre.

Les opinions émises dans ce livre représentent seulement celles des auteurs et pas nécessairement le point de vue des organisations auxquelles ils sont ou ont été affiliés.

Table

Structures éditoriales du groupe L'Harmattan

L'Harmattan Italie
Via degli Artisti, 15
10124 Torino
harmattan.italia@gmail.com

L'Harmattan Hongrie
Kossuth l. u. 14-16.
1053 Budapest
harmattan@harmattan.hu

L'Harmattan Sénégal
10 VDN en face Mermoz
BP 45034 Dakar-Fann
senharmattan@gmail.com

L'Harmattan Cameroun
TSINGA/FECAFOOT
BP 11486 Yaoundé
inkoukam@gmail.com

L'Harmattan Burkina Faso
Achille Somé – tengnule@hotmail.fr

L'Harmattan Guinée
Almamya, rue KA 028 OKB Agency
BP 3470 Conakry
harmattanguinee@yahoo.fr

L'Harmattan RDC
185, avenue Nyangwe
Commune de Lingwala – Kinshasa
matangilamusadila@yahoo.fr

L'Harmattan Congo
67, boulevard Denis-Sassou-N'Guesso
BP 2874 Brazzaville
harmattan.congo@yahoo.fr

L'Harmattan Mali
Sirakoro-Meguetana V31
Bamako
syllaka@yahoo.fr

L'Harmattan Togo
Djidjole – Lomé
Maison Amela
face EPP BATOME
ddamela@aol.com

L'Harmattan Côte d'Ivoire
Résidence Karl – Cité des Arts
Abidjan-Cocody
03 BP 1588 Abidjan
espace_harmattan.ci@hotmail.fr

L'Harmattan Algérie
22, rue Moulay-Mohamed
31000 Oran
info2@harmattan-algerie.com

L'Harmattan Maroc
5, rue Ferrane-Kouicha, Talaâ-Elkbira
Chrableyine, Fès-Médine
30000 Fès
harmattan.maroc@gmail.com

Nos librairies en France

Librairie internationale
16, rue des Écoles – 75005 Paris
librairie.internationale@harmattan.fr
01 40 46 79 11
www.librairieharmattan.com

Librairie l'Espace Harmattan
21 bis, rue des Écoles – 75005 Paris
librairie.espace@harmattan.fr
01 43 29 49 42

Lib. sciences humaines & histoire
21, rue des Écoles – 75005 Paris
librairie.sh@harmattan.fr
01 46 34 13 71
www.librairieharmattansh.com

Lib. Méditerranée & Moyen-Orient
7, rue des Carmes – 75005 Paris
librairie.mediterranee@harmattan.fr
01 43 29 71 15

Librairie Le Lucernaire
53, rue Notre-Dame-des-Champs – 75006 Paris
librairie@lucernaire.fr
01 42 22 67 13

www.ingramcontent.com/pod-product-compliance
Lightning Source LLC
LaVergne TN
LVHW010925061026
849535LV00007B/2234
* 9 7 8 2 3 4 3 1 9 6 7 8 7 *